U0921312

中国壮医药丛书

# 常用壮药100种

主编：钟鸣　韦松基

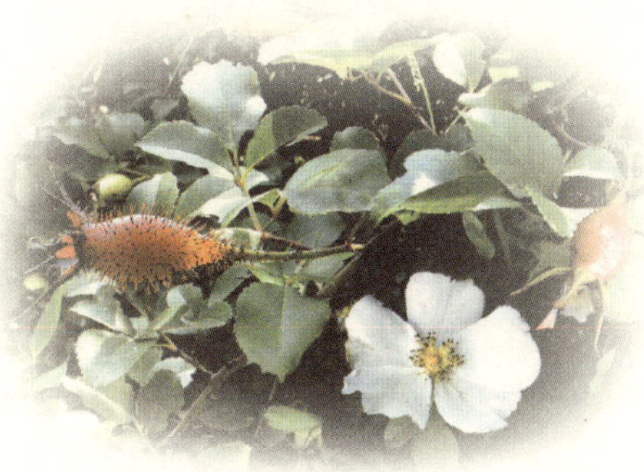

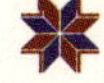

广西民族出版社
GUANGXI MINZU CHUBANSHE

**编写人员（按姓氏笔画排列）**

王小新　韦　威　韦松基　钟　鸣
容小翔　薛亚馨　戴忠华

# 主编简介

**钟　鸣**　男，1962年9月出生，壮族，研究员（教授）、硕士研究生导师。广西首批特聘专家、广西新世纪十百千人才。1983年毕业于广西右江民族医学院医学系。现任广西民族医药研究院、广西壮医医院党委书记、副院长，中国药理学会理事，广西药理学会副理事长，广西民族医药协会副会长，广西中药材产业协会副会长，广西中医药大学硕士研究生导师、客座教授，《中国民族医药杂志》《世界华人消化杂志》《中国实验方剂学杂志》《广西中医药》编委。曾任广西民族医药研究所所长、广西壮医医院院长、广西壮医药研究中心主任、民族医药报社社长。

从事壮医药专业工作22年，在民族医药学领域有较高造诣，主持承担国家、省（部）、厅级科技计划课题20余项，获广西科学技术进步奖3项、广西医药卫生适宜技术推广奖2项。主编出版了《中国壮药学》《简明壮医药学》《中国壮医病证诊疗规范》《常用壮药临床手册》《壮药理论与现代研究》等著作，发表学术论文50余篇。

**韦松基**　男，1952年2月出生，壮族，教授、硕士研究生导师。1978年毕业于南京大学生物系。30多年来，一直在广西中医药大学从事药用植物学、壮药学的教学科研及新药的研发工作。曾任该校药学院药用植物教研室主任、药学院副院长，壮医药学院副院长。出版专著6部，发表论文46篇，编写教材12部。主持国家级课题1项、厅局级课题3项，参加各级科研课题18项。获广西科学技术进步二等奖等各种科技奖5项。

# 前　言

壮族医药是我国传统医药的重要组成部分，是壮族优秀的民族文化遗产之一，几千年来为壮族的健康繁衍做出了积极的贡献。在各级党委、人民政府的高度重视和大力支持下，2011 年 12 月 7 日，广西壮族自治区人民政府出台《关于加快中医药民族医药发展的决定》《关于印发广西壮族自治区壮瑶医药振兴计划（2011～2020 年）的通知》《关于印发广西壮族自治区中医药民族医药发展十大重点工程实施方案（2011～2015 年）》，壮医药事业进入快速发展的历史时期。

随着壮医药事业的发展和壮医药知识的大力普及，各级医疗机构推广应用壮医药适宜技术的项目越来越多，壮药的应用越来越广泛，自觉接受壮医药知识培训的壮医药爱好者以及愿意接受壮医药治疗的患者也越来越多。同时，以弘扬壮医药文化、发展壮医药为目的的各种科普宣传活动，把壮医药知识送进千家万户，让群众感受到壮医药的作用与神奇，让大家了解了壮医药知识，使壮医药的使用经验得到推广，也唤醒了全社会对壮医药的热爱。

有鉴于此，社会大众迫切需要有一本更加切合临床实际需要、简明扼要的壮药应用读本，以帮助使用者更好更快地掌握相关知识，安全、正确地使用壮药防病治病。本书正是基于上述考虑编写而成的，希望能对读者有所帮助。

《常用壮药 100 种》收录常用壮药 100 种，均为近年来在临床上应用较为广泛的品种。本书突出壮医理论特色，对每一味药，除了介绍其壮文名、别名、来源、分布、识别要点、采集加工等，还重点介绍其功效主治及用法用量，并附上精选验方举例，每种药物下均有植物形态、药材形态彩色照片，图文并茂，方便读者临床使用。

本书的编写出版得到广西壮族自治区民族医药研究院、广西中医药大学和广西民族出版社的大力支持，在此一并致以谢忱。

由于时间仓促及水平所限，本书的编写可能存在某些不足，诚望读者予以指正。

编者

2012 年 3 月 25 日

# 目录

第一章　解毒药 001
第一节　解痧毒药 003
地胆草 003
狗肝菜 005
狗脚迹 007
山芝麻 009
第二节　解瘴毒药 011
黄花蒿 011
假鹰爪 013
马鞭草 015
第三节　祛风毒药 017
防风草 017
牛白藤 019
排钱草 021
走马胎 023
第四节　除湿毒药 025
地桃花 025
九节风 027

三白草 029
土茯苓 031
溪黄草 033
一点红 035
玉叶金花 037
第五节　清热毒药 039
半枝莲 039
淡竹叶 041
岗梅根 043
绞股蓝 045
救必应 047
苦丁茶 049
雷公根 051
路边青 053
千里光 055
三叉苦 057
鱼腥草 059
栀　子 061
第六节　祛寒毒药 063
八　角 063
苍耳子 065
木姜子 067
肉　桂 069

第七节　解其他毒药　071
甘　蔗　071
岗　松　073
七叶一枝花　075
阳　桃　077

## 第二章　补虚药　079

第一节　补气药　081
蛤　蚧　081
黄花倒水莲　083
灵　芝　085
土人参　087
五指毛桃　089
第二节　补血药　091
何首乌　091
龙眼肉　093
桃金娘　095
第三节　补阴药　097
旱莲草　097
黄　精　099
甲　鱼　101
龟　板　103
第四节　补阳药　105
金毛狗脊　105

千斤拔 107
仙　茅 109

第三章　调气药 111

假　蒌 113
荔枝核 115
乌　药 117
香　附 119

第四章　通调三道药 121

第一节　通调气道药 123
罗汉果 123
杧果叶 125
牡　荆 127
枇杷叶 129
青天葵 131
第二节　通调谷道药 133
草豆蔻 133
番石榴 135
红豆蔻 137
广山楂 139
鸡矢藤 141
第三节　通调水道药 143
闭鞘姜 143

茯　苓　145
广金钱草　147
海金沙　149
葫芦茶　151
茅　根　153

第五章　通调两路药　155

第一节　通调龙路药　157
白背叶　157
扶芳藤　159
广西莪术　161
两面针　163
益母草　165
朱砂根　167
第二节　通调火路药　169
海桐皮　169
了刁竹　171

第六章　治巧坞病药　173

菖　蒲　175
石菖蒲　177
皂　角　179

第七章　止血药　181

飞龙掌血　183
龙血竭　185
龙芽草　187
田　七　189

第八章　止痛药　191

蔓荆子　193
土荆芥　195
娃儿藤　197

第九章　驱虫药　199

苦　楝　201
使君子　203

第十章　收涩药　205

金樱子　207
毛果算盘子　209
算盘子　211

第十一章　专科用药　213

大驳骨　215
马缨丹　217
毛排钱树　219
山菅兰　221

# 第一章　解毒药

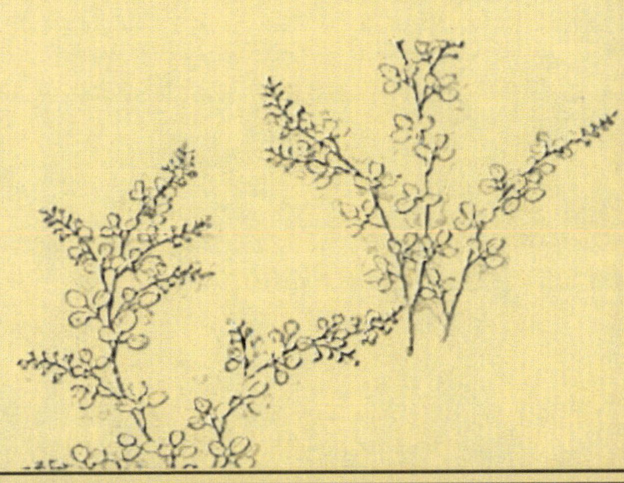

## 第一节　解痧毒药

### 地胆草

【壮　　名】Nyanetdeih

【别　　名】苦龙胆草，天芥菜，草鞋底，牛插鼻，披地挂，毛刷子，土蒲公英。

【来　　源】为菊科植物地胆草 *Elephantopus scaber* L. 的全草。

【植物形态】草本。茎二歧分枝（第 004 页上图①），茎枝被白色粗硬毛。单叶，大都为基生，叶片匙形、长圆状匙形或长圆状披针形（第 004 页上图②），长 5～18 cm，宽 2～4 cm，先端钝圆，基部渐狭，边缘有圆齿状锯齿，两面被白色长粗毛。多数头状花序密集成复头状花序；花被常为 3 枚，卵形至长圆状卵形，被叶状苞片所包围；花冠筒状，淡紫色（第 004 页上图③）。瘦果有棱，被白色柔毛，先端具长硬刺毛。

【分　　布】广西主要分布于防城港、上思。

【采集加工】夏末采收，洗净，晒干或鲜用。

【功效主治】解痧毒，清热毒，利水道。主治痧病、咳嗽、麻疹、鼻衄、黄疸、淋证、脚气、水肿、痈肿、疔疮、蛇虫咬伤等。

【用法用量】内服：煎汤，25～50 g。外用：鲜全草适量，捣烂外敷于伤口周围。

【方　　例】1. 痧病、咳嗽：地胆草20 g，水煎服。

2. 黄疸：地胆草20 g，猪肝50 g，同煎服。

3. 淋证：鲜地胆草50 g，瘦猪肉200 g，食盐少许，同煎服。

4. 小儿麻疹：地胆草、夏枯草各30 g，水煎服。

5. 鼓胀：地胆草20 g，水煎服或与猪肉炖服。

6. 水肿：地胆草15 g，水煎服。

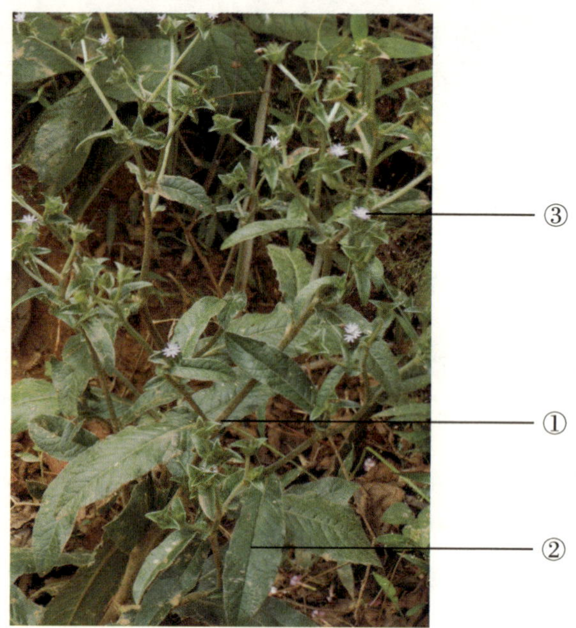


地胆草原植物图

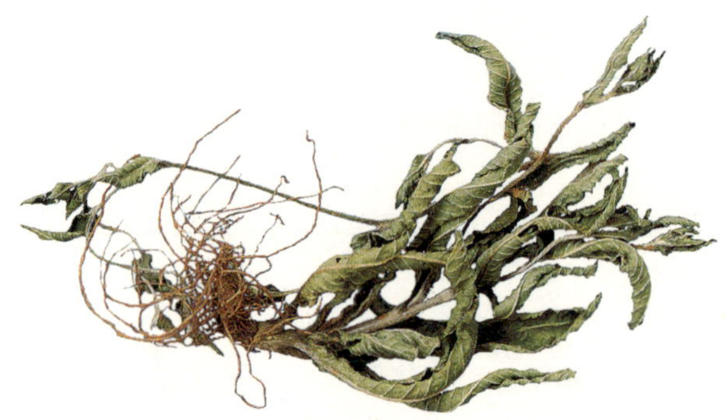

地胆草药材图

## 狗肝菜

【壮　　名】Gobahcim

【别　　名】猪肝菜，羊肝菜，土羚羊，假米针，紫燕草，假红蓝。

【来　　源】为爵床科植物狗肝菜 *Dicliptera chinensis* (L.) Nees 的全草。

【植物形态】草本。节常膨大呈膝曲状。叶对生，叶片卵状椭圆形（第 006 页上图①），长 2～7 cm，宽 1.5～3.5 cm，先端短渐尖，基部阔楔形或稍下延。聚伞花序，总苞片阔倒卵形或近圆形（第 006 页上图②），大小不等；花萼 5 裂，钻形；花冠淡紫红色，二唇形（第 006 页上图③），上唇阔卵状或近圆形，全缘，有紫红色斑点，下唇长圆形，3 浅裂；雄蕊 2 枚，着生于花冠喉部。蒴果被柔毛。

【分　　布】广西主要分布于河池、百色、南宁、龙州、凭祥、陆川、北流、容县、平南、岑溪、贺州、柳州。

【采集加工】夏、秋季采收，洗净，鲜用或晒干备用。

【功效主治】解痧毒，除湿毒，利尿。主治痧病、咳嗽、高热、斑疹、咽痛、火眼、便血、溺血、淋证、疔疮肿毒。

【用法用量】内服：煎汤，30～60 g，或鲜品捣汁。外用：鲜品适量，捣烂敷患处，或煎汤洗。

【方　　例】1. 痧病、高热：狗肝菜、旱莲草、毛甘蔗头、生石膏各50 g，水煎服。

2. 咳嗽：狗肝菜60 g，水煎服。

3. 斑疹：狗肝菜100 g，豆豉10 g，青壳鸭蛋 1 个（后下），水煎服。

4. 咽痛：鲜狗肝菜100 g，捣烂绞取汁，徐徐咽下。

5. 头痛：狗肝菜20 g，金银花10 g，板蓝根15 g，钩藤

10 g，生石膏30 g，水煎服，每日 1 剂。

6. 火眼：鲜狗肝菜100 g，水煎服；鲜品适量，捣烂敷患眼。

7. 淋证：鲜狗肝菜500 g，捣烂取汁，加蜜糖50 g调服。

8. 脓疱疮：狗肝菜、木鳖子叶、黄鳝鱼头、田基黄各等份，共捣烂，用洗米水调匀敷患处。

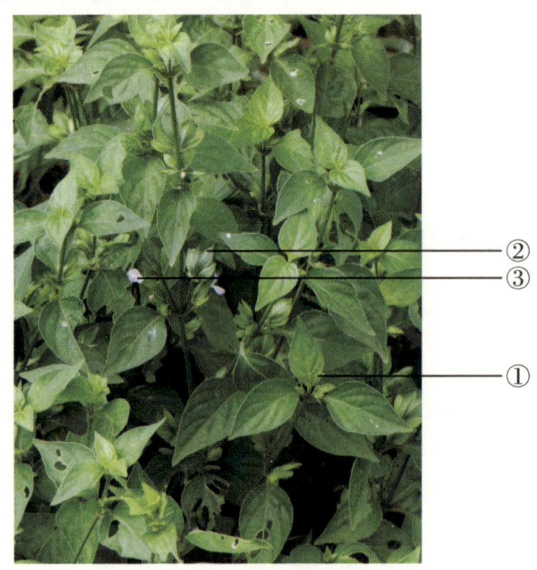


狗肝菜原植物图

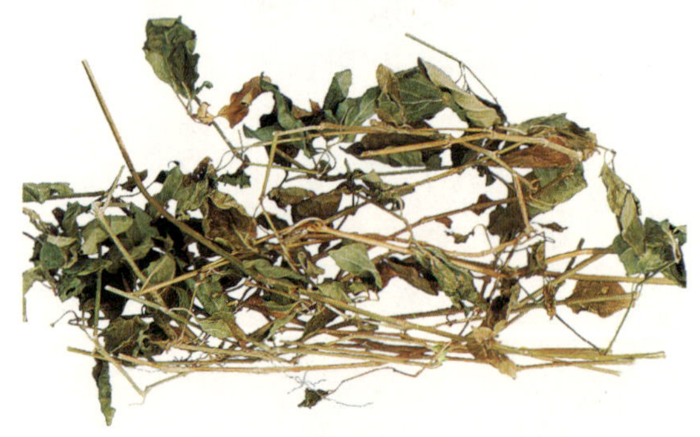

狗肝菜药材图

# 狗脚迹

【壮　　名】Baetmaenzsaeq

【别　　名】铁包金，乌云盖雪，小痴头婆。

【来　　源】为锦葵科植物梵天花 *Urena procumbens* L. 的全草。

【植物形态】小灌木。小枝被星状茸毛。叶互生，下部的叶 3～5 深裂，呈掌状（第 008 页上图①），长 1.5～6 cm，宽 1～4 cm，裂片菱形或倒卵形，先端钝，基部圆形至近心形，具锯齿，两面均被星状短硬毛，上部的叶通常 3 深裂。花单生或近簇生；萼片卵形，尖头，被星状毛；花冠淡红色。果球形，具刺和长硬毛，刺端有倒钩。（第 008 页上图②）

【分　　布】广西主要分布于南宁、博白、陆川、平南、富川。

【采集加工】秋、冬季采收，洗净，切段，晒干。

【功效主治】解痧毒，清热毒，祛风毒，除湿毒，散瘀消肿，止痛。主治痧病、痢疾、痛经、消化道出血、风湿痹痛、疮疡、跌打损伤、烧烫伤等。

【用法用量】内服：煎汤，15～30 g，或炖肉服。外用：鲜品适量，捣敷患处。

【方　　例】1. 痧病：狗脚迹 30 g，金银花 15 g，甘草 3 g，水煎服。

2. 痢疾：狗脚迹 15 g，水煎服。

3. 消化道出血：狗脚迹 30 g，白及 15 g，水煎服。

4. 疮疡：鲜狗脚迹适量，捣烂外敷患处。

5. 烧烫伤：狗脚迹叶、红接骨草、乌贼骨各 15 g，黄丹 3 g，共研末，调鸡蛋清外擦患处，每日数次。

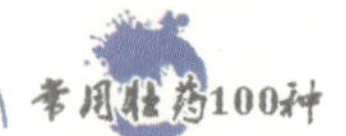

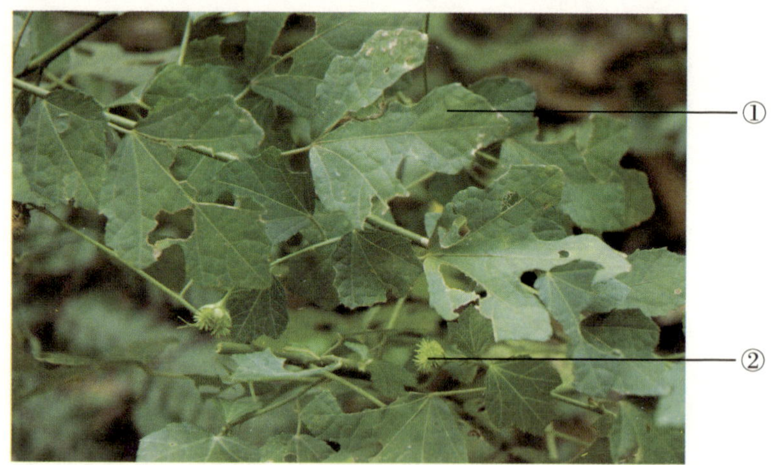


狗脚迹原植物图

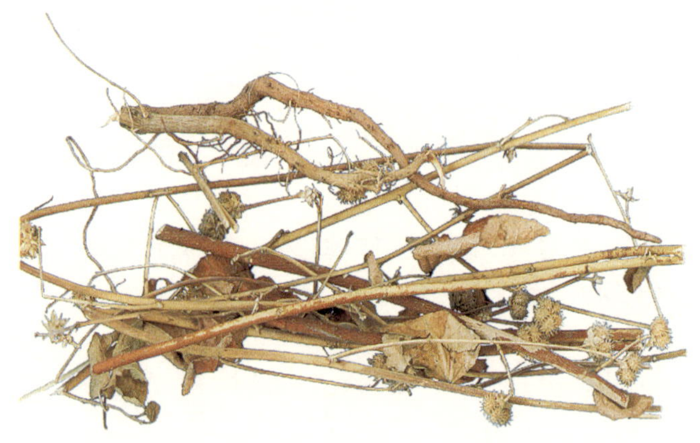

狗脚迹药材图

## 山芝麻

【壮　　名】Lwgrazbya

【别　　名】野芝麻，假芝麻，山油麻，白头公，苦麻。

【来　　源】为梧桐科植物山芝麻 *Helicteres angustifolia* L. 的根或全株。

【植物形态】小灌木。叶互生，叶柄被星状短柔毛，叶片狭长圆形或条状披针形（第 010 页上图①），长 3.5～5 cm，宽 1.5～2.5 cm，先端钝或急尖，基部圆形，下面被灰白色或淡黄色星状茸毛，全缘。聚伞花序腋生；花梗通常有小苞片 4 片；花萼管状，被星状短柔毛，5 裂，裂片三角形；花瓣 5 片，不等大，淡红色或紫红色（第 010 页上图②）。蒴果卵状长圆形（第 010 页上图③），密被星状毛及混生长茸毛。

【分　　布】广西各地均有分布。

【采集加工】全年均可采收，洗净，切段，晒干。

【功效主治】清热解毒，消肿止痛，除湿毒、风毒。主治痧病、新生儿黄疸、流行性腮腺炎、痈肿、肺结核、毒蛇咬伤、坐骨神经痛、风湿骨痛、高血压等。

【用法用量】内服：煎汤，干品 3～15 g，鲜品 30～60 g。外用：鲜品适量，捣敷。

【方　　例】1. 痧病：山芝麻、古羊藤根、两面针等份，共研末，每次3 g，开水送服。

2. 新生儿黄疸：山芝麻3 g，阴阳草3 g，旱莲草6 g，古羊藤3 g，水煎服。

3. 流行性腮腺炎：鲜山芝麻30 g，捣烂敷患处。

4. 肺结核：山芝麻15 g，冰糖适量，水煎服。

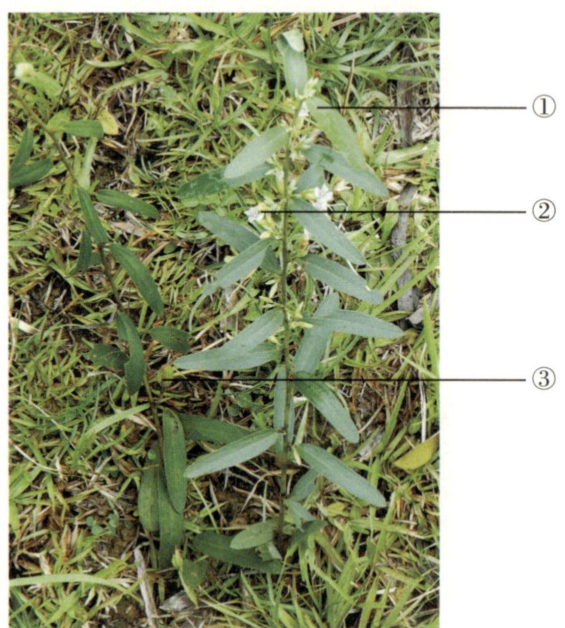


山芝麻原植物图

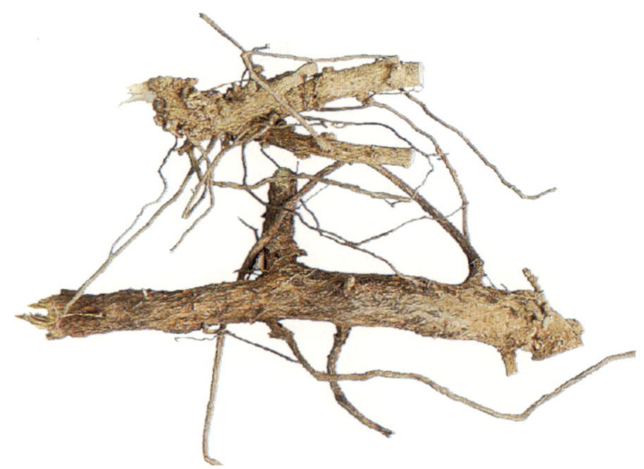

山芝麻药材图

## 第二节　解瘴毒药

### 黄花蒿

【壮　　名】Gocinghhauh

【别　　名】臭青蒿，香丝草，酒饼草，青蒿，苦蒿，细叶蒿。

【来　　源】为菊科植物黄花蒿 *Artemisia annua* L. 的地上部分。

【植物形态】草本。全株具较强挥发性气味。茎具纵条纹。基生叶平铺地面，开花时凋谢；茎生叶互生，幼时绿色，老时变为黄褐色；叶片通常为三回羽状全裂，裂片短细（第012页上图①），有极小粉末状短柔毛或粉末状腺状斑点；叶轴两侧具窄翅；茎上部的叶向上逐渐细小呈条形。头状花序细小，球形，多数组成圆锥状（第012页上图②）；花全为管状花，黄色。瘦果椭圆形。

【分　　布】广西主要分布于阳朔、贺州、岑溪、桂平、贵港、博白、合浦、南宁、南丹。

【采集加工】花蕾期采收，切碎，晒干。

【功效主治】清热毒，补阴虚，除瘴（截疟）。主治瘴病、发热、黄疸、中暑等。

【用法用量】内服：煎汤，干品 6～15 g（治疟疾可用 20～40 g），不宜久煎，鲜品用量加倍，水浸绞汁饮，或入丸、散剂。外用：适量，研末调敷，或鲜品调敷，或煎水洗。

【方　　例】1. 瘴病：鲜黄花蒿30 g，水煎服，煎沸不超过 30 分钟。

2. 黄疸：黄花蒿15 g，田基黄、叶下珠各20 g，水煎服。

3. 阴虚发热：黄花蒿20 g，水煎服。

4. 中暑：鲜黄花蒿嫩叶20 g，水煎服。

5. 小儿腹泻：黄花蒿、凤尾草、马齿苋各6 g，水煎服。

6. 疥癣、皮肤湿疹：鲜黄花蒿水煎洗患处。

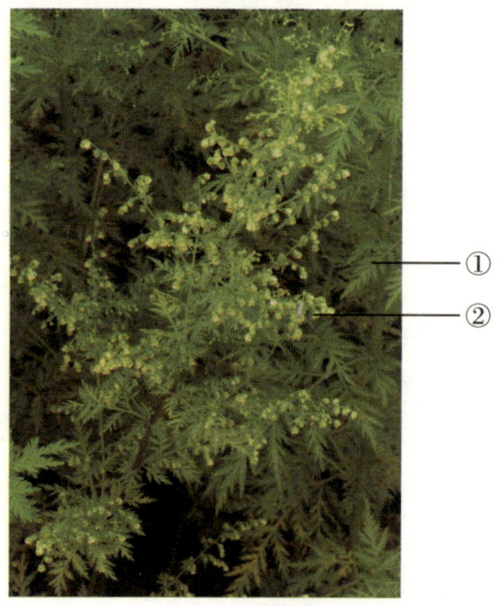


黄花蒿原植物图

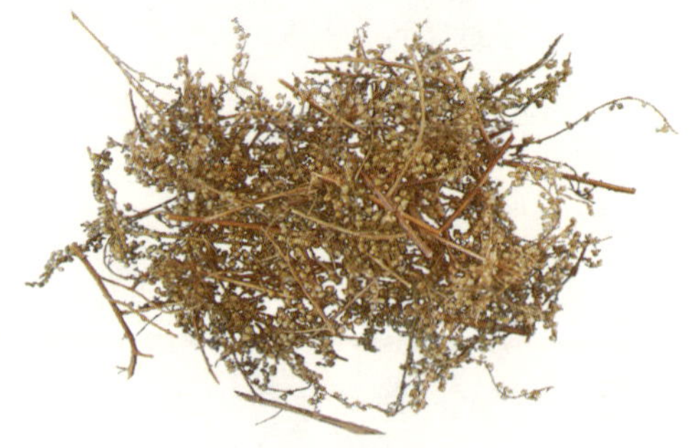

黄花蒿药材图

# 假鹰爪

【壮　　名】Funghdaiqgaeq

【别　　名】山指甲，串珠酒饼叶，假酒饼叶。

【来　　源】为番荔枝科植物假鹰爪 *Desmos chinensis* Lour. 的叶或根。

【植物形态】直立或攀缘灌木。枝有纵条纹或灰白色凸起的皮孔。单叶互生，叶片长圆形或椭圆形（第 014 页上图①），长 4～13 cm，宽 2～5 cm，上面绿色，有光泽，下面粉绿色。花单朵，黄绿色，下垂；萼裂 3 片，卵圆形；花瓣 6 片，长圆形或长圆状披针形；雄蕊多数；心皮多数。果实伸长，在种子间缢缩成念珠状，聚生于果梗上（第 014 页上图②），子房柄明显（第 014 页上图③）。

【分　　布】广西主要分布于南宁、龙州、大新、靖西。

【采集加工】夏、秋季采收，洗净，晒干或鲜用。

【功效主治】有小毒。祛风毒，除瘴毒、湿毒，通龙路，止痛，杀虫止痒。主治瘴病、纳呆、胃痛、腹胀、产后腹痛、风湿痹痛、跌打损伤、疥癣。

【用法用量】内服：煎汤，3～15 g，或浸酒。外用：适量，煎水洗或鲜品捣敷患处。

【方　　例】1. 瘴病：假鹰爪叶15 g，水煎服。

2. 胃肠胀气、消化不良：假鹰爪叶15 g，水煎服。

3. 产后腹痛：假鹰爪根9 g，益母草15 g，水煎服。

4. 跌打损伤：鲜假鹰爪叶100 g，捣烂，炒至将焦即加入米酒煮沸，取酒服，药渣敷伤处。

5. 下肢溃疡：假鹰爪、徐长卿各50 g，水煎连渣每晚临睡前泡双足。

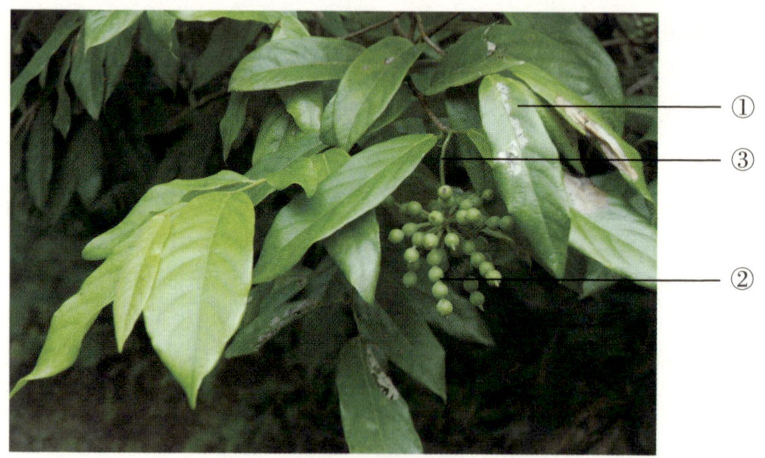


假鹰爪原植物图

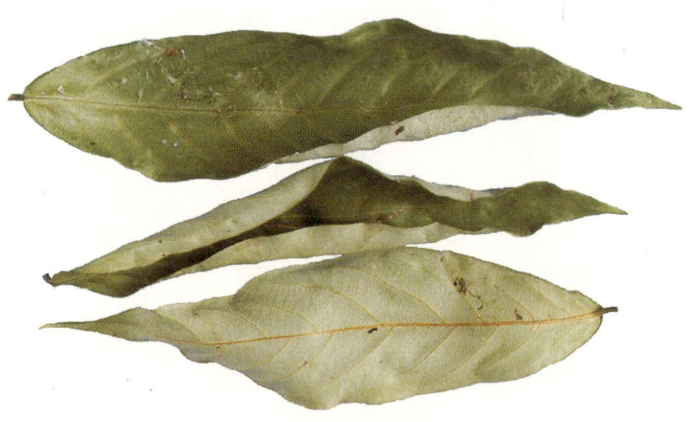

假鹰爪药材图

# 马鞭草

【壮　　名】Rumbienmax

【别　　名】马鞭，龙芽草，紫顶龙芽，铁马鞭，白马鞭，铁扫帚。

【来　　源】为马鞭草科植物马鞭草 *Verbena officinalis* L. 的全草。

【植物形态】草本。茎四方形（第 016 页上图①），节及枝上有硬毛。叶对生，叶片卵圆形、倒卵形至长圆状披针形，长2～8 cm，宽 1～5 cm；基生叶的边缘通常有粗锯齿及缺刻；茎生叶多为 3 深裂，裂片边缘有不整齐锯齿（第 016 页上图②）。穗状花序（第 016 页上图③）；花萼管状，5 齿裂；花冠淡紫色至蓝色，花冠先端 5 裂（第 016 页上图④），裂片长圆形；雄蕊 4 枚，着生于花冠管的中部。果长圆形，包于宿萼内。

【分　　布】广西各地均有分布。

【采集加工】春、夏季采收，洗净，鲜用或晒干。

【功效主治】除瘴毒，清热毒，除湿毒，通龙路、水路。主治痧病、瘴病、发热、咽痛、牙龈肿痛、黄疸、痢疾、闭经、痛经、水肿、痈疮、跌打损伤。

【用法用量】内服：煎汤，干品 15～30 g，鲜品 30～60 g，或入丸、散剂。外用：鲜品适量，捣敷，或煎水洗。

【方　　例】1. 瘴病：马鞭草、土柴胡根各30 g，水煎服。

2. 咽痛：鲜马鞭草茎叶适量，捣汁含咽。

3. 黄疸：马鞭草、田基黄、夜香牛各20 g，半边莲15 g，水煎服。

4. 乳痈：马鞭草30 g，生姜3 g，捣烂绞汁，米酒调服，药渣敷患处。

5. 痢疾：马鞭草30 g，土牛膝15 g，水煎服。

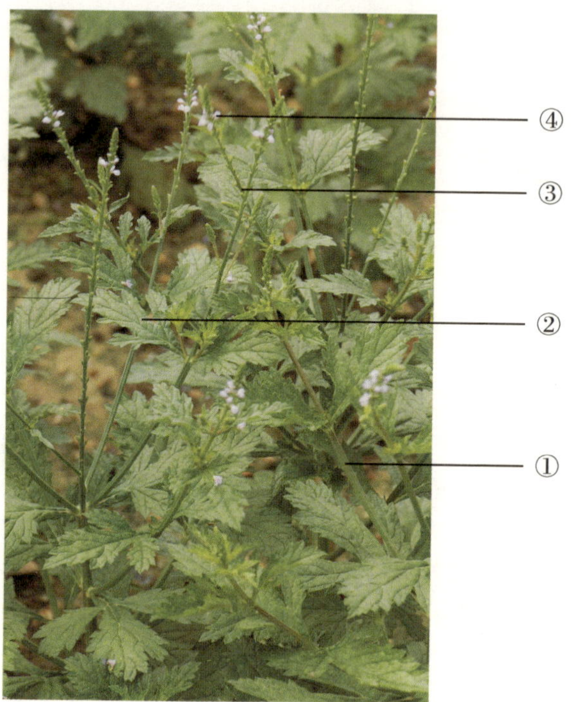


马鞭草原植物图

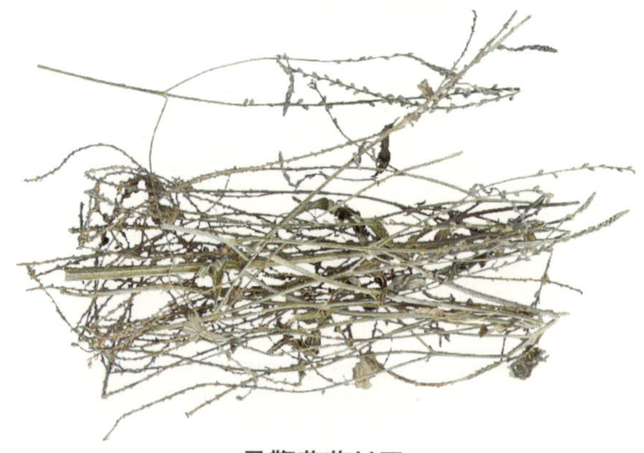

马鞭草药材图

## 第三节　祛风毒药

### 防风草

【壮　　名】Lwglazbyaj

【别　　名】落马衣，马衣叶，假紫苏，土防风，秽草，野苏。

【来　　源】为唇形科植物广防风 *Epimeredi indica*（Linn.）Rothm. 的全草。

【植物形态】草本。茎四棱形（第 018 页上图①）。叶对生，叶片阔卵圆形（第 018 页上图②），长 4～9 cm，宽 2.5～6.5 cm，先端急尖，基部截状阔楔形，具不规则齿状边缘（第 018 页上图②），两面均被毛。花轮生，在下部为腋生，在上部排列成密集的或间断的长穗状花序（第 018 页上图③）；花萼钟形，外面被长硬毛及腺柔毛和腺点，花萼 5 齿裂，三角状披针形，结果时增大；花冠淡紫色（第 018 页上图④），内面中部有毛环。小坚果近圆球形，黑色，有光泽。

【分　　布】广西主要分布于百色、武鸣、邕宁、桂平、平南。

【采集加工】夏、秋季割取全草，洗净，晒干或鲜用。

【功效主治】祛风毒，除湿毒，清热毒，消痈肿。主治痧病、风湿痹痛、湿疹、神经性皮炎、虫蛇咬伤、痈疮肿毒。

【用法用量】内服：煎汤，9～15 g。外用：适量，煎水洗，或鲜品捣敷患处。

【方　　例】1. 痈疮：防风草、白背叶各15 g，水煎服。

2. 中风：防风草15 g，当归10 g，红花6 g，桃仁10 g，

丹参15 g，天麻10 g，郁金10 g，全蝎3 g，红花青藤15 g，变色草5 g，水煎服。

3. 神经性皮炎：防风草、生半夏、生天南星各9 g，薄荷脑1.5 g，浸酒外涂患处。

4. 高血压：防风草、牛膝、归尾、磁石各12 g，蓝花柴胡、栀子、野菊花、大青叶各10 g，钩藤、桑寄生各15 g，水煎服。

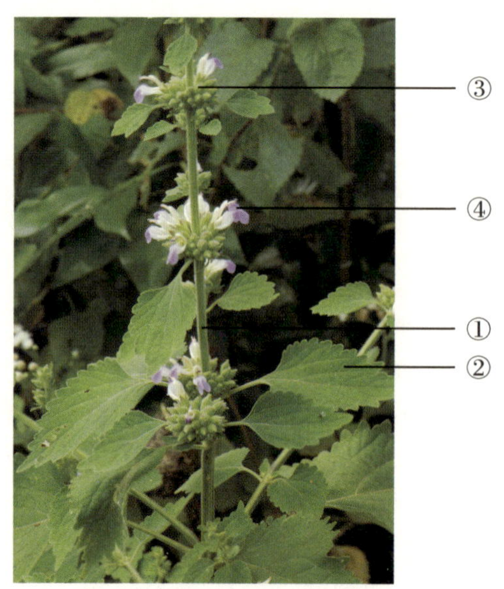


防风草原植物图

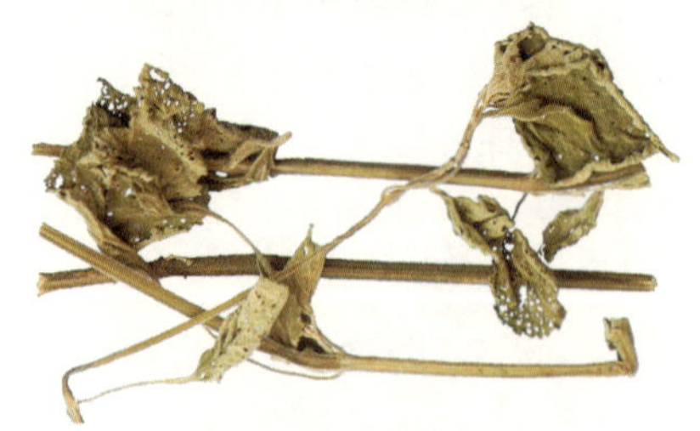

防风草药材图

# 牛白藤

【壮　　名】Gaeumoxgauj

【别　　名】毛鸡屎藤，脓见消，斑痧藤，凉茶藤，白藤草。

【来　　源】为茜草科植物牛白藤 *Hedyotis hedyotidea* (DC.) Merr. 的全株。

【植物形态】藤状灌木，触之粗糙。幼枝四棱形。叶对生，托叶有 4～6 条刺毛，叶片卵形或卵状披针形（第 020 页上图①），长 4～10 cm，宽 2.5～4 cm，先端渐尖，基部阔楔形，上面粗糙，下面被柔毛，全缘，膜质。花序球形；花白色（第 020 页上图②）；萼管陀螺状，裂 4 片，线状披针形；花冠裂片披针形。蒴果近球形，先端极隆起，有宿存萼裂片。

【分　　布】广西各地均有分布。

【采集加工】全年均可采收，鲜用或切段晒干。

【功效主治】祛风毒，清热毒，除湿毒，通三道。主治痧病、发热、咳嗽、中暑、泄泻、斑痧、湿疹、带状疱疹、痈疮、痔疮出血、风湿骨痛、跌打骨折。

【用法用量】内服：煎汤，10～30 g。外用：鲜茎、叶适量，捣烂外敷。

【方　　例】1. 痧病、咳嗽：牛白藤、六月雪各20 g，水煎服。

2. 斑痧热症：牛白藤根、牛耳枫根、玉叶金花根、功劳木各10 g，水煎服。

3. 泄泻：牛白藤30 g，水煎服。

4. 湿疹、带状疱疹：鲜牛白藤叶、五色梅、杠板归、路边青各适量，水煎外洗。

5. 皮肤痈疮、乳痈：牛白藤鲜叶捣烂外敷患处。

6. 风湿骨痛：牛白藤30 g，藤杜仲20 g，千斤拔、油麻藤、松树寄生各15 g，水煎服。

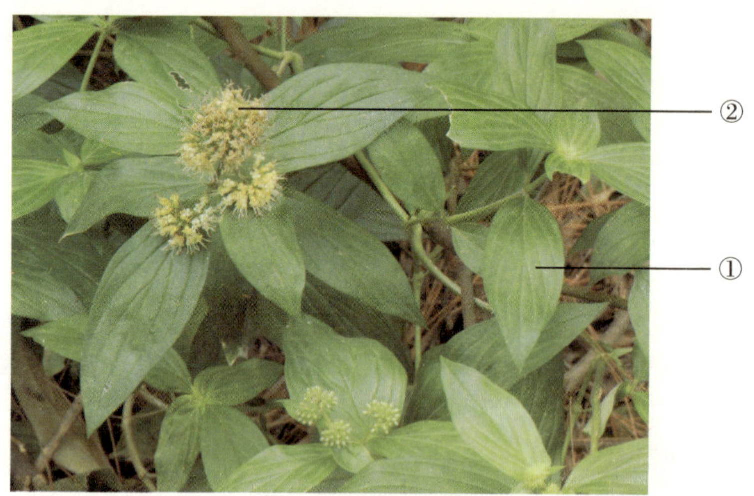


牛白藤原植物图

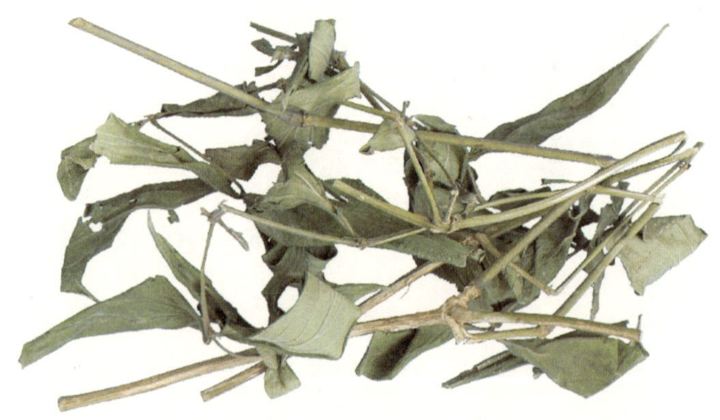

牛白藤药材图

# 排钱草

【壮　　名】Rumbaizcienz

【别　　名】龙鳞草，午时合，金钱草，午时灵，叠钱草，钱排草。

【来　　源】为豆科植物排钱树 *Phyllodium pulchellum* (L.) Desv. 的全株。

【植物形态】亚灌木。枝圆柱形。三出复叶，顶端小叶长圆形（第 022 页上图①），长 6～12 cm；侧生小叶大小约为顶生小叶的 1/3，先端钝或近尖，基部近圆形（第 022 页上图②），边缘略呈波状。总状花序由多数伞形花序组成，每一伞形花序隐藏于两个圆形的叶状苞片内，形成排成串的铜钱状（第 022 页上图③）；萼裂齿披针形，有柔毛；花冠蝶形，白色。荚果长圆形，通常有 2 节，先端有喙。

【分　　布】广西主要分布于靖西、南宁、贵港、北流、平南、梧州、贺州、富川。

【采集加工】夏、秋季采收，鲜用或切片晒干。

【功效主治】有小毒。味淡、苦，性平。祛风毒，清热毒，通龙路、水路。主治痧病、发热、咽痛、水肿、肝脾肿大、牙疳、风湿痹痛、跌打肿痛、毒虫咬伤。

【用法用量】内服：煎汤，干品 15～30 g，鲜品 60～120 g，或浸酒。外用：鲜品适量，捣敷。根亦可内服：煎汤，干品 15～30 g，鲜品 60～90 g。

【方　　例】1. 风湿性关节炎：排钱草 30 g，瘦猪肉 100 g，炖服。

2. 慢性肝炎：排钱草、白背叶根各20 g，簕棁根10 g，姜黄、鸡矢藤各5 g，水煎服。

3. 跌打损伤：排钱草30 g，水煎调酒服。

4. 风湿痹痛：排钱草15 g，瘦猪肉100 g，炖服。

5. 蛊病（水蛊）：排钱草、白花丹15 g，土茵陈12 g，车前草、岗梅、酸藤根各10 g，五爪金龙6 g，配猪蹄炖服。

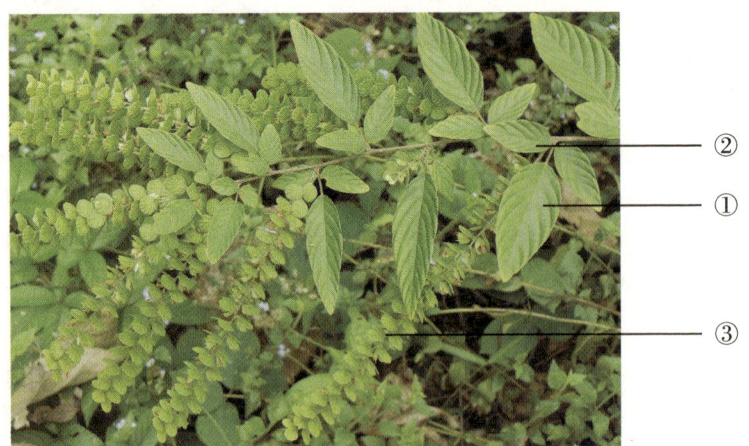


排钱草原植物图

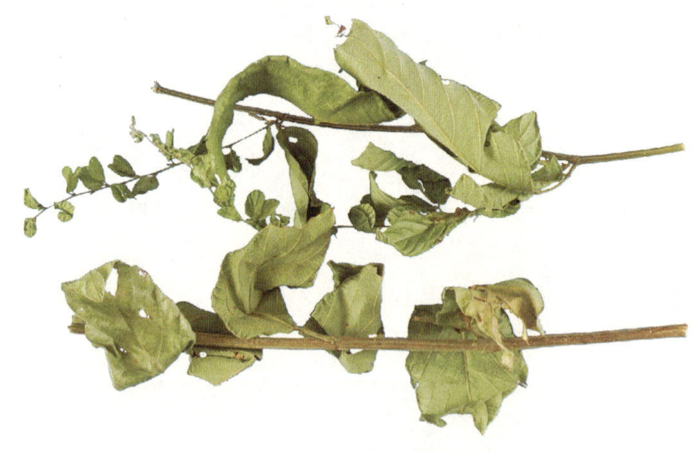

排钱草药材图

## 走马胎

【壮　　名】Gofunghlwed

【别　　名】大发药，走马风，山鼠，血枫，九丝马，马胎，山猪药。

【来　　源】为紫金牛科植物走马胎 *Ardisia gigantifolia* Stapf 的干燥根。

【植物形态】大灌木。叶通常簇生于茎顶端；叶柄具波状狭翅；叶片椭圆形至倒卵状披针形（第 024 页上图①），长 25～48 cm，宽 9～17 cm，先端钝急尖或近渐尖，基部楔形，下延至叶柄成狭翅。由多个亚伞形花序组成大型总状圆锥花序（第 024 页上图②）；萼片狭三角状卵形或披针形，被疏微柔毛，具腺点；花瓣白色或粉红色（第 024 页上图③），卵形，具疏腺点。果球形，红色，具纵肋。

【分　　布】广西主要分布于上思、上林、天等、那坡、凌云、隆林、罗城、金秀。

【采集加工】秋季采挖，洗净，鲜用或切片晒干。

【功效主治】祛风毒，除湿毒，通龙路，止痛。主治风湿痹痛、半身不遂、产后血瘀、跌打损伤、疮疡肿痛。

【用法用量】内服：煎汤，干品 9～15 g，鲜品 30～60 g，或浸酒。外用：适量，研末调敷。

【方　　例】1. 风湿性关节炎：走马胎、金缕半枫荷、五加皮各15 g，酒、水各半煎服。

2. 产后身痛：走马胎60 g，大风尾30 g，艾叶30 g，水煎外洗。

3. 骨折：走马胎100 g，扶芳藤60 g，玉竹叶60 g，七叶莲100 g，大叶千斤拔60 g，金钱草60 g，高山榕60 g，以上全用鲜叶捣烂外敷。

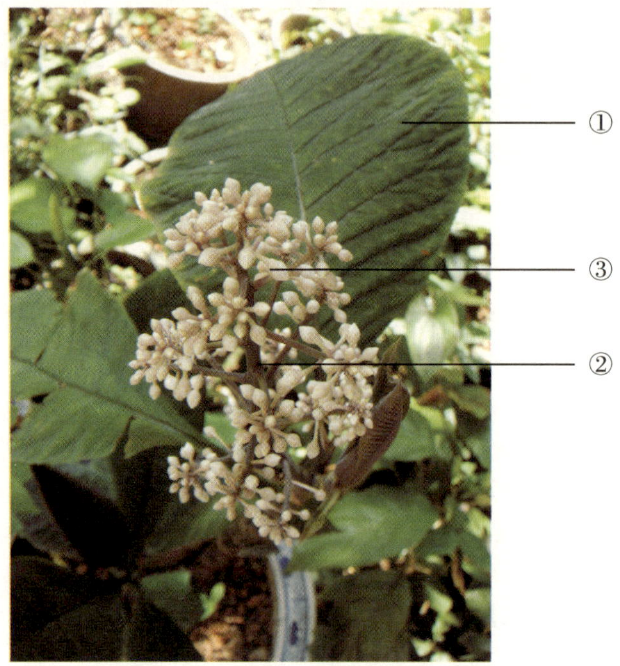


走马胎原植物图

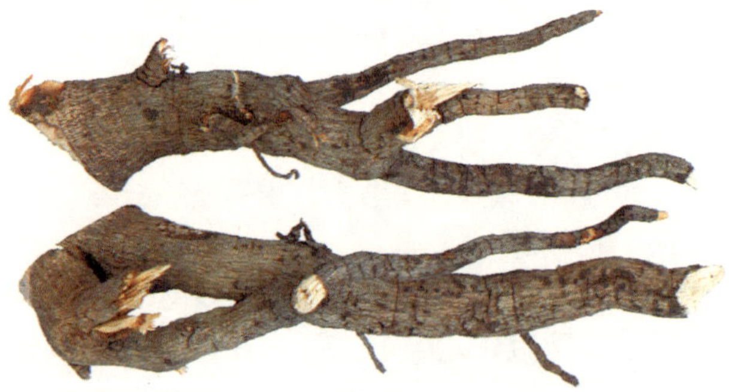

走马胎药材图

# 第四节　除湿毒药

## 地桃花

【壮　　名】Featmaenq

【别　　名】野桃花，虱麻头，刀伤药，三角风，桃子草，刺头婆。

【来　　源】为锦葵科植物肖梵天花 *Urena lobata* Linn. 的根或全草。

【植物形态】亚灌木状草本。叶互生，叶柄被灰白色星状毛；茎下部的叶近圆形（第 026 页上图①），长 4～5 cm，宽 5～6 cm，先端 3 浅裂，基部圆形或近心形，边缘具锯齿；中部的叶卵形；上部的叶长圆形至披针形（第 026 页上图②）；叶上面被柔毛，下面被灰白色星状茸毛。花腋生；花瓣 5 片，倒卵形，外面被星状柔毛，淡红色（第 026 页上图③）；花萼杯状，裂 5 片。果扁球形（第 026 页上图④），分果爿被星状短柔毛和锚状刺。

【分　　布】广西主要分布于百色、南宁、玉林、梧州。

【采集加工】全年均可采收，洗净，切段，晒干。

【功效主治】除湿毒，祛风毒，解热毒。主治痧病、蛊病、风湿痹痛、痢疾、泄泻、淋证、月经不调、带下、乳痈、疮疖、毒蛇咬伤。

【用法用量】内服：煎汤，15～30 g，或鲜品捣汁。外用：鲜品适量，捣敷。

【方　　例】1. 蛊病：地桃花根、红吹风各25 g，南蛇簕、古羊藤、小拦路各20 g，白及、水田七、生地各15 g，水煎服。

2. 痢疾：地桃花根30 g，水煎服。

3. 脱肛：地桃花30 g，放入猪大肠内炖食。

4. 上消化道出血：地桃花、地榆、刺苋各30 g，水煎服。

5. 毒蛇咬伤：地桃花根、水瓜叶、辣椒叶、鬼画符叶、假烟叶、矛盾草各100 g，共捣烂，浸酒内服，药渣外敷患处。

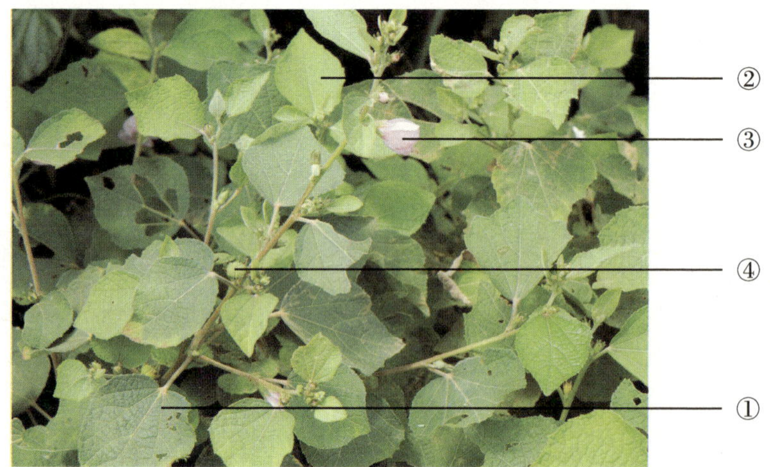


地桃花原植物图

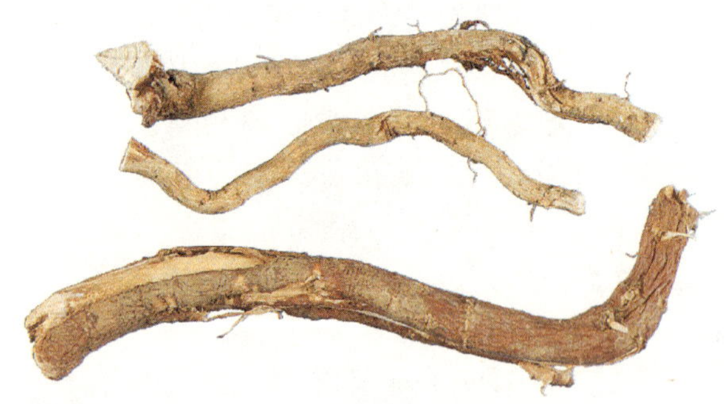

地桃花药材图

## 九节风

【壮　　名】Galoemq

【别　　名】草珊瑚，接骨丹，接骨草，接骨金粟兰，肿节风，接骨莲，竹节茶。

【来　　源】为金粟兰科植物草珊瑚 *Sarcandra glabra* (Thunb.) Nakai 的全株。

【植物形态】半灌木。茎数枝丛生，节部明显膨大（第028页上图①）。叶柄基部合生成鞘状；叶革质，椭圆形、卵形至卵状披针形（第028页上图②），长6～17 cm，宽2～6 cm，先端渐尖，基部楔形，边缘具粗锐锯齿（第028页上图②），齿尖有一腺体，两面无毛。穗状花序顶生，苞片三角形；花黄绿色。核果球形，熟时亮红色。（第028页上图③）

【分　　布】广西全区均有分布。

【采集加工】全年均可采收，洗净，切段，晒干。

【功效主治】除湿毒，通龙路，祛风毒，活血散瘀，消肿。主治跌打骨折、水火烫伤、肺炎、胃痛、痛经、风湿痹痛、跌打损伤。

【用法用量】内服：煎汤，干品15～30 g，鲜品30～60 g。外用：适量，水煎洗，或鲜品捣敷，或将鲜叶捣烂调酒外敷。

【方　　例】1. 风湿骨痛：九节风30 g，小风艾30 g，鸡血藤30 g，千年健30 g，吹风藤30 g，三钱三30 g，水煎外洗。

2. 水肿：苍耳根15 g，九节风15 g，海金沙15 g，鬼针草20 g，六月雪15 g，水煎服。

3. 劳伤腰痛：九节风、四块瓦、退血草各15 g，水煎调酒服。

4. 胃痛：九节风15 g，水煎服。

5. 痛经：九节风20 g，五味子根10 g，艾蒿5 g，水煎服。

6. 外伤出血：鲜九节风叶适量，捣烂敷患处。

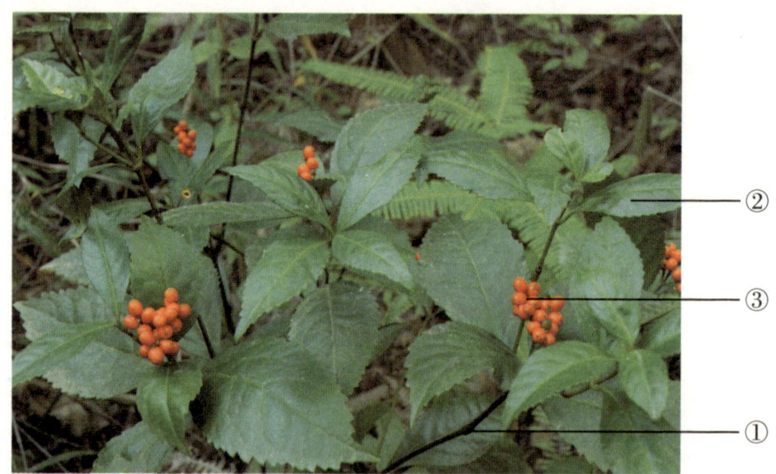


九节风原植物图

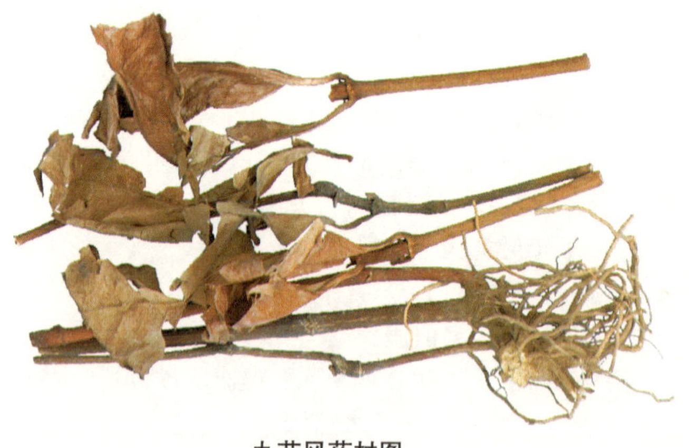

九节风药材图

## 三白草

【壮　　名】Gosambekcauj

【别　　名】过塘藕，百节藕，水木通，白水鸡，田三白，蕺菜。

【来　　源】为三白草科植物三白草 *Saururus chinensis* (Lour.) Baill. 的全草。

【植物形态】草本。单叶互生，密生腺点；叶柄基部与托叶合生成鞘状，略抱茎；叶片阔卵形至卵状披针形（第 030 页上图①），长 5～14 cm，宽 3～7 cm，先端短尖或渐尖，基部心形，略呈耳状或稍偏斜，全缘，两面无毛；花序下的 2～3 片叶常于夏初变为白色（第 030 页上图②），呈花瓣状。总状花序与叶对生，白色（第 030 页上图③），苞片近匙形或倒披针形；花两性，无花被。蒴果近球形，表面多疣状凸起。

【分　　布】广西主要分布于宁明、邕宁、武鸣、马山、那坡、隆林、乐业等地。

【采集加工】夏、秋季采收，除去泥沙、须根，洗净，鲜用或切段晒干。

【功效主治】除湿毒，清热毒，消肿。主治水肿、黄疸、淋证、脚气、带下、痢疾、痈疮、湿疹、蛇咬伤。

【用法用量】内服：煎汤，干品 10～20 g，鲜品倍量。外用：鲜品适量，捣烂外敷或捣汁涂。

【方　　例】1. 水肿：三白草20 g，猪蹄50 g，炖服。

2. 淋证：三白草20 g，水煎服。

3. 急性淋巴管炎：三白草20 g，珍珠菜根30 g，水煎服。

4. 痈疖：鲜三白草适量，捣烂敷患处。

5. 咳嗽：三白草20 g，珍珠菜根30 g，水煎服。

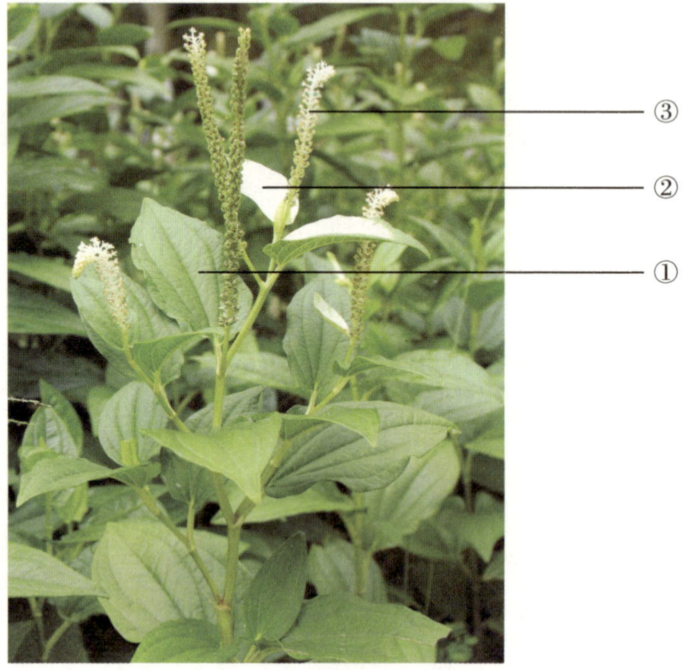


三白草原植物图

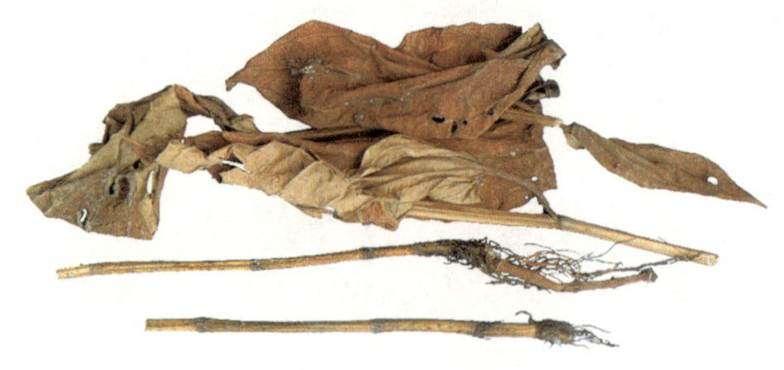

三白草药材图

## 土茯苓

【壮　　名】Gaeulanghauh

【别　　名】禹余粮，刺猪苓，冷饭头，土苓，尖光头，山奇良。

【来　　源】为百合科植物土茯苓 *Smilax glabra* Roxb. 的根茎。

【植物形态】攀缘灌木。茎光滑，无刺（第 032 页上图①）；根状茎粗厚，块状。叶互生，叶柄具狭鞘，卷须 2 条；叶片薄革质，狭椭圆状披针形至狭卵状披针形（第 032 页上图②），长6～12 cm，宽 1～4 cm，先端渐尖，基部圆形或钝圆。伞形花序生于叶腋（第 032 页上图③）；花绿白色，六棱状球形。浆果球形（第 032 页上图④），熟时紫黑色，具粉霜。

【分　　布】广西主要分布于田林、都安、南宁、防城港、博白、陆川、北流等地。

【采集加工】全年均可采挖，洗净，除去须根，切片，晒干。

【功效主治】除湿毒，通龙路、火路。主治风湿痹痛、水肿、梅毒、淋证、泄泻、痈疮、癣症、瘰疬、瘿瘤。

【用法用量】内服：煎汤，10～60 g。外用：适量，研末调敷。

【方　　例】1. 风湿痹痛：土茯苓50 g，去皮，和猪肉炖服。

2. 瘰疬：土茯苓，切片或研为末，水煎服。

3. 胃肠炎：金果榄3 g，土茯苓15 g，凤尾草15 g，山楂15 g，苦丁茶5 g，鸡内金6 g，旱莲草15 g，水煎服。

4. 肾炎：土茯苓50 g，葫芦茶30 g，茅根30 g，水煎服。

5. 梅毒：土茯苓30 g，水煎服。

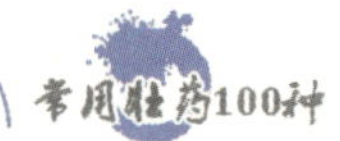

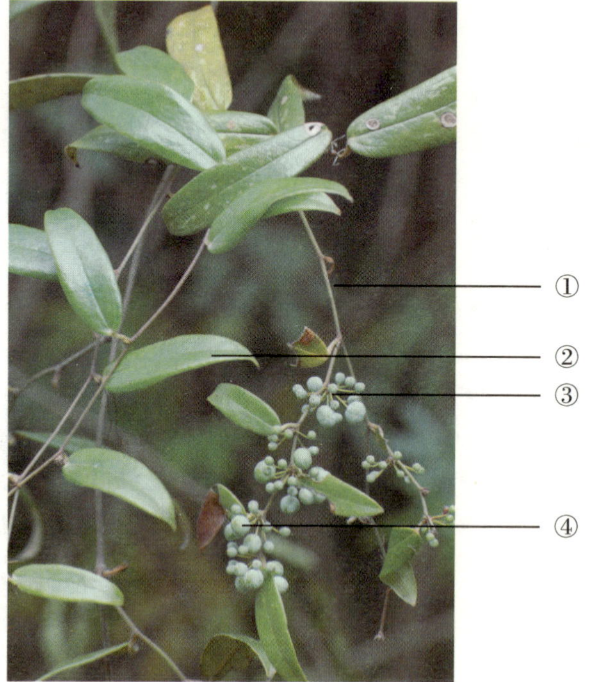


土茯苓原植物图

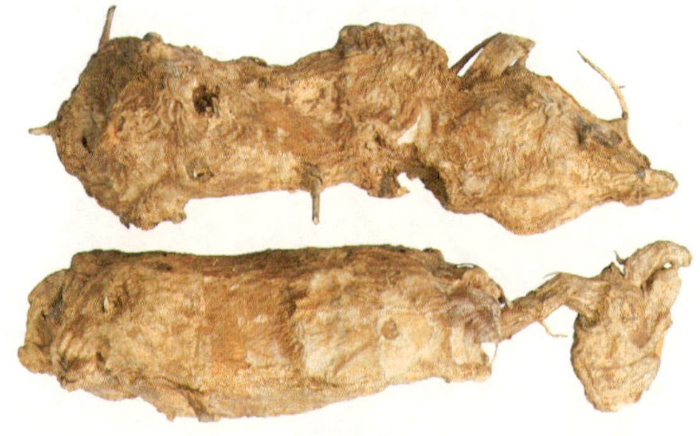

土茯苓药材图

## 溪黄草

【壮　　名】Goloedcaemj

【别　　名】熊胆草，血风草，溪沟草，山羊面，土黄连，香茶菜，山熊胆，黄汁草。

【来　　源】为唇形科植物溪黄草 *Rabdosia serra*（Maxim）Hara 的全草。

【植物形态】草本。根茎呈疙瘩状。茎四棱，带紫色。叶对生，叶片卵圆形或卵状披针形，先端近渐尖，基部楔形，边缘具粗大内弯的锯齿（第 034 页上图①），两面脉上被微柔毛和淡黄色腺点。聚伞花序组成疏松的圆锥状花序（第 034 页上图②）；花萼钟状，外被柔毛及腺点，花萼 5 齿裂，长三角形，结果时萼增大；花冠紫色（第 034 页上图③），外被短柔毛，冠筒基部上方浅囊状。小坚果阔卵圆形，先端具腺点及髯毛。

【分　　布】广西主要分布于那坡、灵山、岑溪、钟山、富川等地。

【采集加工】全年均可采收，洗净，切段，晒干。

【功效主治】清热毒，除湿毒，通龙路，退黄。主治黄疸、胆囊炎、泄泻、痢疾、痈疮、跌打损伤。

【用法用量】内服：煎汤，15～30 g。外用：鲜品适量，捣敷，或干品研末搽。

【方　　例】1. 黄疸：溪黄草15 g，马蹄金30 g，田基黄30 g，人字草30 g，水煎服。

2. 胆囊炎：溪黄草30 g，龙胆草9 g，山栀子12 g，水煎服。

3. 痢疾：溪黄草15 g，水煎服。

4. 痈疮：鲜溪黄草、草鞋根各30 g，捣烂外敷患处。

5. 跌打损伤：溪黄草全草30 g，猪殃殃60 g，煎水兑酒服，渣捣烂外敷。

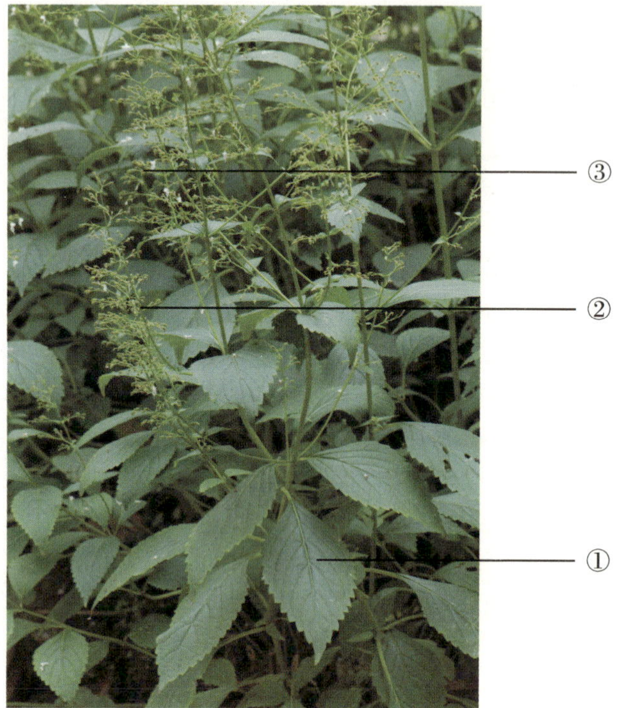


溪黄草原植物图

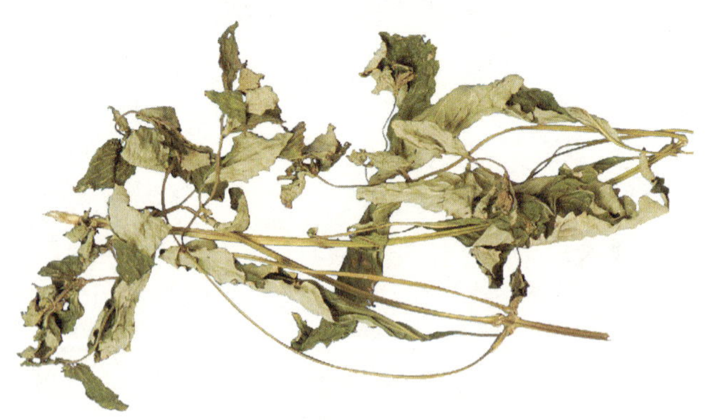

溪黄草药材图

## 一点红

【壮　　名】Golizlungz

【别　　名】红背紫丁，羊蹄草，土公英，叶下红，土黄连。

【来　　源】为菊科植物一点红 *Emilia sonchifolia*（L.）DC. 的全草。

【植物形态】草本。茎紫红色或绿色。叶互生，无柄（第036页上图①）；生于茎下部的叶卵形，长5～10 cm，宽4～5 cm，琴状分裂，边缘具钝齿（第036页上图①）；茎上部叶小，常全缘或有细齿，上面深绿色，下面常为紫红色，基部耳状，抱茎（第036页上图②）。头状花序，具长梗；花冠紫红色（第036页上图③），5齿裂。瘦果狭矩圆形，有棱；冠毛白色。

【分　　布】广西各地均有分布。

【采集加工】全年均可采收，洗净，鲜用或晒干。

【功效主治】除湿毒，清热毒，散瘀肿。主治上呼吸道感染、咽痛、口疮、肺炎、乳痈、泄泻、痢疾、疳积、阴痒、淋证、痈疮、湿疹、跌打损伤。

【用法用量】内服：煎汤，干品9～18 g，鲜品15～30 g，或鲜品捣汁含咽。外用：适量，煎水洗，或鲜品捣敷。

【方　　例】1. 风寒咳嗽：一点红15 g，加冰糖适量，水煎服。

2. 扁桃体炎、咽喉炎、肺炎、肝炎、痢疾：一点红鲜全草30 g，水煎汁，频频含咽。

3. 水肿：六月雪15 g，一点红15 g，土党参20 g，土当归15 g，水煎服。

4. 痈疮、漆过敏：一点红15 g，水煎服，或捣烂外涂敷患处。

5. 带下：一点红、凤尾草、灯芯草各15 g，牛膝9 g，水煎服。

6. 跌打肿痛：一点红100 g，土牛膝50 g，捣烂外敷患处。

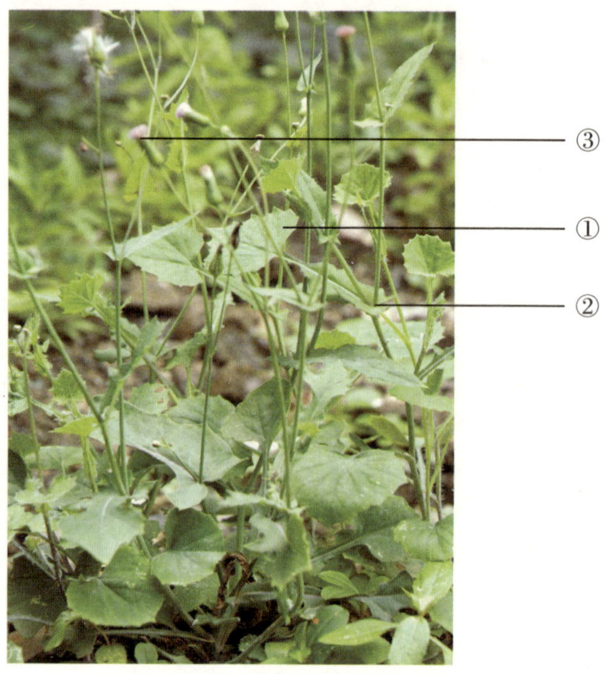


一点红原植物图

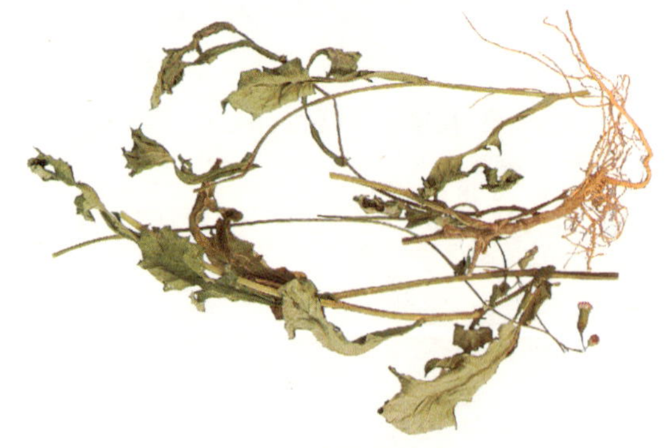

一点红药材图

## 玉叶金花

【壮　　名】Gaeubeizhau

【别　　名】山甘草，白茶，生肌藤，粘雀藤，土甘草，凉藤，白头公。

【来　　源】为茜草科植物玉叶金花 *Mussaenda pubescens* Ait. f. 的茎叶。

【植物形态】攀缘灌木。叶对生和轮生，卵状矩圆形或卵状披针形（第 038 页上图①），长 5～8 cm，顶端渐尖，基部楔形；托叶三角形，顶端 2 深裂。聚伞花序顶生；萼筒陀螺状，裂片条形（第 038 页上图②），部分花的一枚萼片扩大成叶状，白色，宽椭圆形（第 038 页上图③），具纵脉；花冠黄色（第 038 页上图④），内面有金黄色粉末状小凸点。果肉质，近椭圆形。

【分　　布】广西主要分布于桂平、北流、博白、陆川、北海等地。

【采集加工】全年均可采收，割取地上茎叶，切段，晒干。

【功效主治】清热利湿，解毒消肿。主治中暑、痧病、咳嗽、咽痛、泄泻、痢疾、带下、水肿、痈疮、烧烫伤。

【用法用量】内服：煎汤，干品 15～30 g，鲜品 30～60 g，或鲜品捣汁。外用：鲜品适量，捣敷。

【方　　例】1. 痧病、中暑：玉叶金花、牡荆叶各等量制茶，加薄荷少许，泡开水饮。

2. 咽痛：鲜玉叶金花叶和食盐少许捣烂绞汁，频频咽下。

3. 痢疾：玉叶金花30 g，水煎服。

4. 带下：玉叶金花、白背叶各30 g，煲瘦猪肉食。

5. 痈疮：鲜玉叶金花捣烂敷患处。

6. 烧烫伤：鲜玉叶金花叶60 g，水煎外洗。

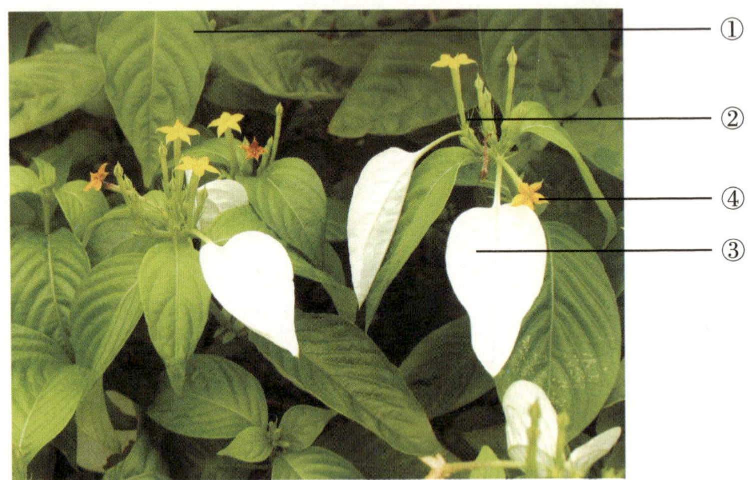


玉叶金花原植物图

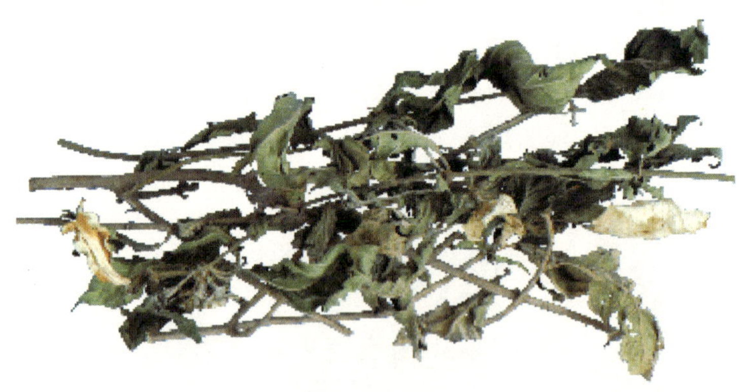

玉叶金花药材图

# 第五节　清热毒药

## 半枝莲

【壮　　名】Buenqcilienz

【别　　名】水韩信，耳挖草，狭叶韩信草。

【来　　源】为唇形科植物半枝莲 *Scutellaria barbata* D. Don 的全草。

【植物形态】草本。茎四棱形。叶对生，叶片卵形、三角状卵形或披针形（第 040 页上图①），长 1～3 cm，宽 0.4～1.5 cm，先端急尖或稍钝，基部宽楔形或近截形，边缘具疏浅钝齿。花对生，偏向一侧（第 040 页上图②）；花萼外面沿脉有微柔毛，裂片具短缘毛；花冠蓝紫色，花冠筒基部囊状增大，向上渐宽，上唇盔状，下唇较宽（第 040 页上图③），中裂片梯形，侧裂片三角状卵形。小坚果褐色，扁球形。

【分　　布】广西主要分布于上林、金秀、桂平、平南、藤县、昭平。

【采集加工】全年均可采收，洗净，切段，晒干。

【功效主治】清热毒，通气道、水道，通龙路，消肿止痛。主治咽喉肿痛、肿瘤、肝炎、蛊病（水蛊）、子宫颈炎、乳腺增生、跌打损伤、痈疮肿毒、毒蛇咬伤、衄血、吐血、血淋。

【用法用量】内服：煎汤，干品 15～30 g，鲜品加倍，或入丸、散剂。外用：鲜品适量，捣敷。

【方　　例】1. 癌肿：半枝莲10 g，广西莪术10 g，三棱10 g，七叶一枝花6 g，水煎服。

2. 蛊病：半枝莲、白花蛇舌草、绞股蓝各15 g，夏枯草、仙鹤草、七叶一枝花、穿山甲各10 g，水煎服。

3. 慢性肝炎：半枝莲、虎杖、丹参、黄芪、太子参各15 g，柴胡、黄芩、茯苓各10 g，甘草5 g，水煎服。

4. 子宫颈炎：丝瓜叶、野菊花、半枝莲、紫花地丁各30 g，水煎，熏洗阴部。

5. 子宫肌瘤：半枝莲25 g，茯苓20 g，马齿苋15 g，三棱、莪术、夏枯草各10 g，水蛭、炮山甲（先煎）、桂枝各6 g，水煎服。

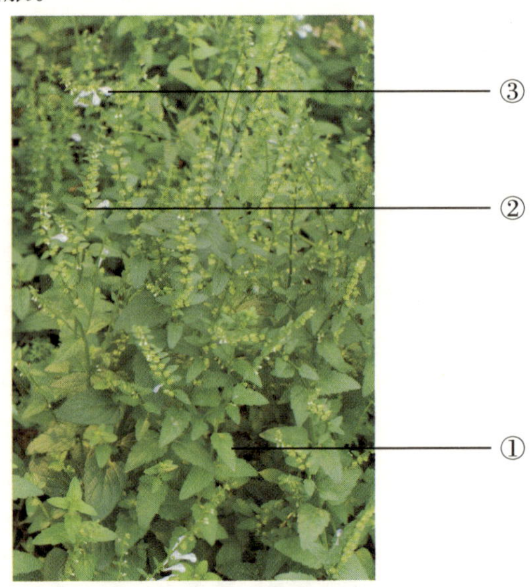


半枝莲原植物图

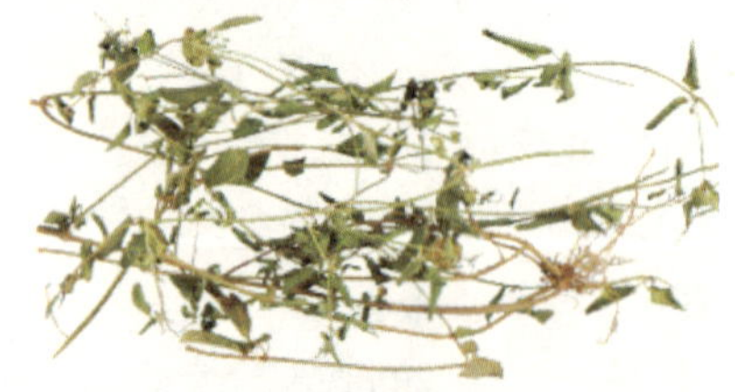

半枝莲药材图

# 淡竹叶

【壮　　名】Godancuzyez

【别　　名】竹叶门冬青，山鸡米，金竹叶，长竹叶，山冬，地竹，淡竹米，林下竹。

【来　　源】为禾本科植物淡竹叶 *Lophatherum gracile* Brongn. 的全草。

【植物形态】草本。根状茎粗短，坚硬。须根近顶端或中部为肥厚呈纺锤状的块根。秆纤弱。叶互生，披针形（第 042 页上图①），长6～20 cm，宽 1.5～3 cm，先端渐尖或短尖，全缘，基部近圆形或楔形而渐狭缩成柄状或无柄，平行脉多条，并有明显横脉（第 042 页上图②）。圆锥花序顶生，分枝较少，疏散。颖果纺锤形，深褐色。

【分　　布】广西主要分布于天等、田阳、乐业、凤山、东兰、金秀、富川、苍梧、藤县、贵港、玉林。

【采集加工】全年均可采收，切段，晒干。

【功效主治】清热毒，通水道，止渴，除烦。主治痧症、热病烦渴、口舌生疮、牙痛、小儿惊啼、淋证。

【用法用量】内服：煎汤，9～15 g。

【方　　例】1. 痧症：淡竹叶、野黄皮根、桑枝、香薷各10 g，水煎服。

2. 咳血：淡竹叶根15 g，救必应、红花地桃花、红毛毡、青丝线、九节风根各10 g，炒至微黄，加水煎服。

3. 小儿伤寒鼻衄、头痛：淡竹叶、黄芩、炙甘草各15 g，灶心土、麦门冬、石膏各20 g，研为末，每次3 g，水煎服。

4. 小儿夜啼：淡竹叶3 g，蝉蜕2 g，灯芯草2 g，水煎服。

5. 牙痛：淡竹叶6 g，生石膏20 g，生地10 g，黄檗、黄芩、升麻、玄参各10 g，水煎服。

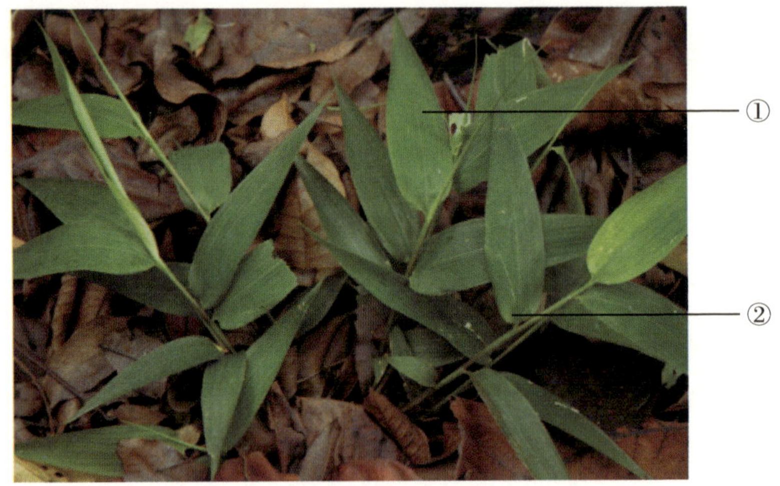


淡竹叶原植物图

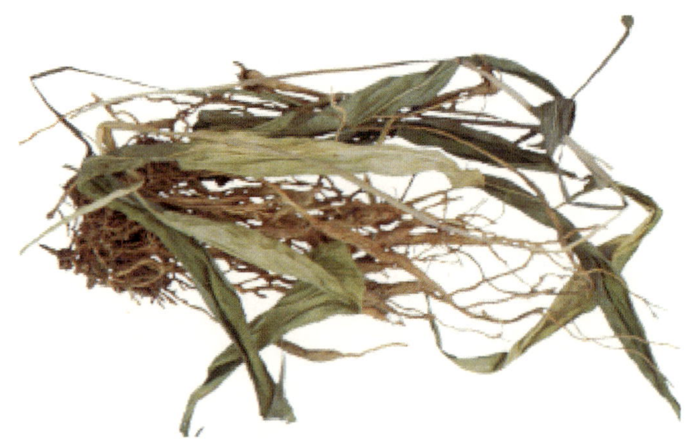

淡竹叶药材图

## 岗梅根

【壮　　名】Laekcaengh

【别　　名】槽楼星，金包银，点秤根，白点秤，天星根，七星蕴，山梅根，乌皮柴。

【来　　源】为冬青科植物梅叶冬青 *Ilex asprella*（Hook. et Arn.）Champ. ex Benth. 的根。

【植物形态】灌木。茎具明显的白色皮孔。叶互生，卵形或卵状椭圆形（第 044 页上图①），长 3～7 cm，宽 1.5～3.5 cm，先端尾状渐尖，基部宽楔形，边缘具钝锯齿（第 044 页上图②）。花白色，雌雄异株；雄花 2～3 朵簇生或单生叶腋，4～5 簇，花萼无毛，裂片阔三角形或圆形，基部结合；雌花单生叶腋，4～6 朵，花瓣基部结合。果球形，果柄长 2～3 cm，熟时黑紫色。（第 044 页上图③）

【分　　布】广西各地区均有分布。

【采集加工】秋季采挖根部，洗净，晒干。

【功效主治】清热毒，通龙路。主治咽痛、痧病、头痛、胃痛、眩晕、百日咳、肺痈、淋证、疔疮肿毒、跌打损伤。

【用法用量】内服：煎汤，干品 10～30 g，鲜品加倍。外用：鲜品适量，捣敷。

【方　　例】1. 痧病：岗梅根、南蛇簕苗、三叉苦、青蒿各10 g，水煎服。

2. 咽痛：岗梅根、山豆根各15 g，水煎作茶饮。

3. 百日咳：岗梅根、茅根各30 g，水煎加蜂蜜调服。

4. 头痛：鲜岗梅根、鸡矢藤各60 g，鸭蛋 2 个，水煎，吃蛋饮汤。

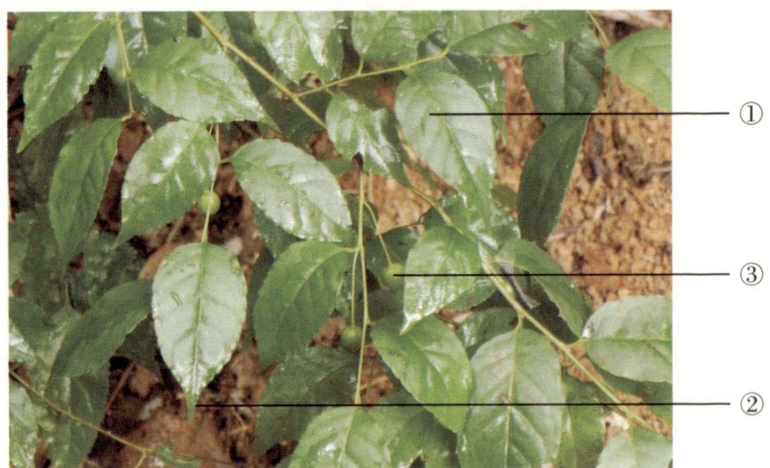


岗梅根原植物图

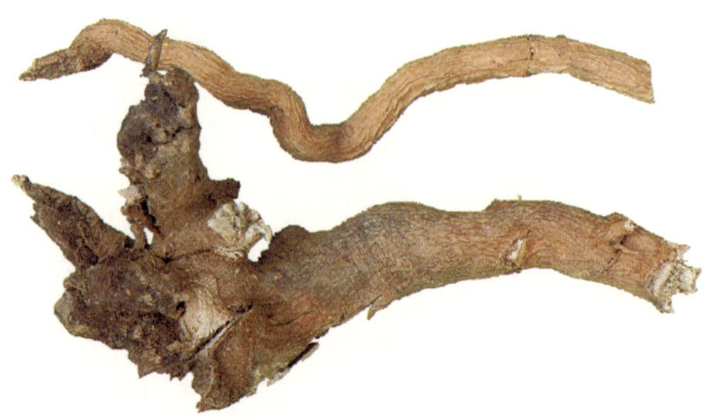

岗梅根药材图

## 绞股蓝

【壮　　名】Go’gyauhgulanz

【别　　名】七叶胆，小苦药，公罗锅底，落花生，落地生，遍地生根。

【来　　源】为葫芦科植物绞股蓝 *Gynostemma pentaphyllum*（Thunb.）Makino 的全草。

【植物形态】攀缘草本。茎细弱，多分枝（第 046 页上图①），具纵棱和沟槽。叶互生；卷须纤细，二歧（第 046 页上图②）；叶片膜质或纸质，鸟足状，小叶常 5～7 枚（第 046 页上图③），卵状长椭圆状或卵状披针形，小叶先端急尖或短渐尖，基部渐狭，边缘具波状齿或圆齿状齿。花雌雄异株；花冠淡绿色，5 深裂（第 046 页上图④），裂片卵状披针形。果实球形，成熟后为黑色。

【分　　布】广西主要分布于灵山、龙州、靖西、那坡、隆林、凌云、河池、柳江、金秀、临桂、灵川、龙胜。

【采集加工】每年夏、秋两季可采收，洗净，晒干。

【功效主治】通调龙路、火路，清热毒，除湿毒，调气道，补虚。主治咳嗽、肝炎、体虚乏力、遗精、高脂血症、高血压、泄泻、痈疮、毒蛇咬伤等。

【用法用量】内服：煎汤，15～30 g，或研末，3～6 g，或泡茶饮。外用：鲜品适量，捣烂涂擦患处。

【方　　例】1. 咳嗽：绞股蓝研末，每次3 g，开水冲服。

2. 癌肿：绞股蓝30 g，水煎加蜂蜜服。

3. 肝炎：绞股蓝、田基黄、垂盆草各15 g，水煎服。

4. 高血压、动脉硬化、高脂血症：绞股蓝20 g，水煎服。

5. 泄泻：绞股蓝20 g，水煎服。

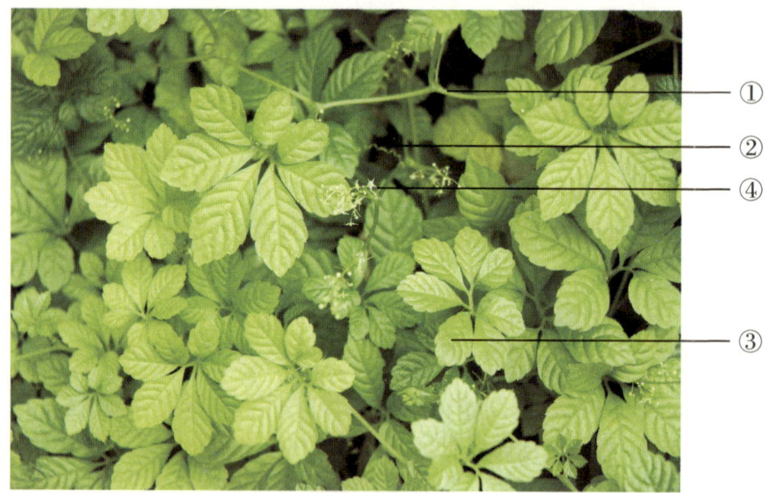


绞股蓝原植物图

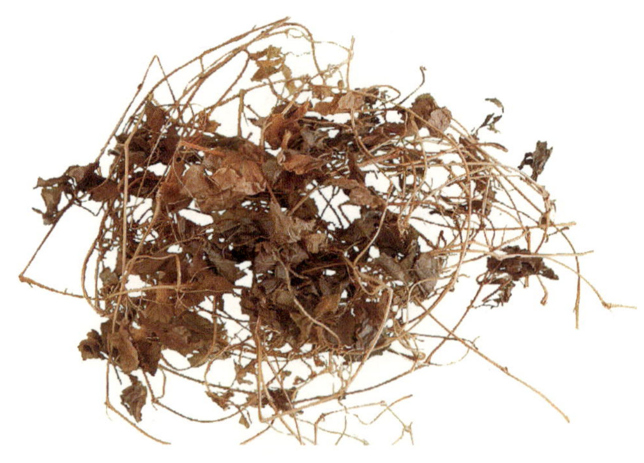

绞股蓝药材图

## 救必应

【壮　　名】Gogoupbietwngq

【别　　名】白银树皮，九层皮，熊胆木，铁冬青，龙胆仔，白沉香，冬青仔。

【来　　源】为冬青科植物铁冬青 *Ilex rotunda* Thunb. 的树皮或根皮。

【植物形态】乔木。枝灰色，小枝多，红褐色，少有棱。叶互生，叶片纸质，卵圆形至椭圆形（第 048 页上图①），长 7～12 cm，宽 2～4 cm，先端短尖，全缘，上面有光泽。花单性，雌雄异株；伞形花序；雄花花萼绿白色，卵状矩圆形；雌花较小，花柄较粗壮。核果球形至椭圆形，熟时红色（第 048 页上图②），顶端有宿存柱头。

【分　　布】广西主要分布于南宁、灵山、桂平、平南、岑溪、藤县、金秀。

【采集加工】全年均可采收，环剥茎皮，鲜用或晒干。

【功效主治】清热毒，除湿毒，消肿止痛。主治痧病、发热、咽痛、胃痛、泄泻、黄疸、痢疾、跌打损伤、风湿痹痛、湿疹、痈疮、烧烫伤、毒蛇咬伤。

【用法用量】内服：煎汤，9～15 g。外用：鲜品适量，捣敷，或熬膏涂。

【方　　例】1. 咽痛：救必应9 g，金果榄6 g，甘草3 g，水煎服。

2. 胃痛：救必应、水田七、马连鞍、两面针各6 g，一支箭3 g，水煎服。

3. 泄泻：救必应、凤尾草各15 g，水煎服。

4. 肝炎：救必应、八角王各15 g，两药均用内层树皮，水煎服。

5. 跌打肿痛：救必应研末，每次服5 g，白糖10 g，开水冲服。

6. 烧烫伤：救必应适量研末，调油外涂或用鲜叶捣烂敷患处。

7. 毒蛇咬伤：救必应15 g，水煎服，并用救必应100 g水煎外洗患处。

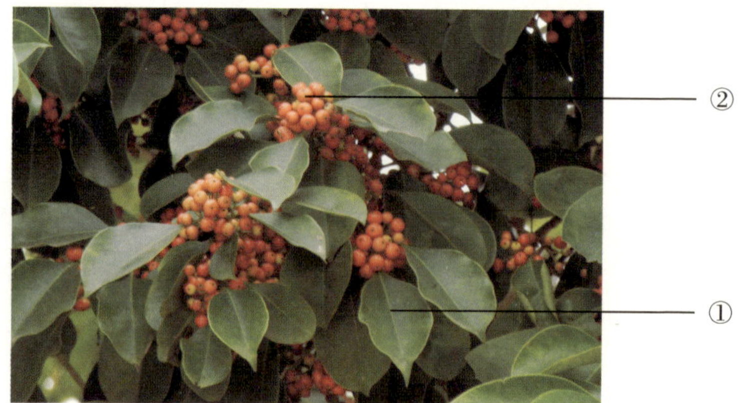


救必应原植物图

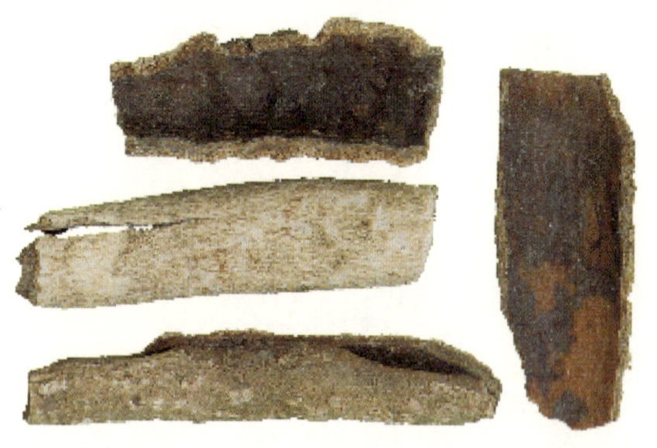

救必应药材图

# 苦丁茶

【壮　　名】Cazhaemz

【别　　名】苦灯茶，大叶茶。

【来　　源】为冬青科植物苦丁茶 *Ilex kudingcha* C. J. Tseng 的嫩叶。

【植物形态】乔木。树皮灰黑色，粗糙。小枝粗壮，有棱角。叶革质，长椭圆形或卵状长椭圆形（第 050 页上图①），长10～25 cm，宽 4～6 cm，边缘有锯齿（第 050 页上图②），无毛。花序腋生，花朵多，常密集呈球状或张开呈聚伞状。（第 050 页上图③）果球形，成熟时红色，顶端有残存花柱。

【分　　布】广西主要分布于上思、崇左、龙州。

【采集加工】全年可采，鲜用或晒干备用。

【功效主治】解热毒，除湿毒，除烦渴。主治高血压、高脂血症、中暑、头痛、牙痛、火眼、泄泻、痢疾、痈疮。

【用法用量】内服：煎汤，3～10 g。

【方　　例】1. 高血压、高脂血症：苦丁茶3 g，山楂叶10 g，泡茶长期饮用。

2. 口腔炎：苦丁茶10 g，水煎含服。

3. 中暑、泄泻、痢疾：苦丁茶5 g，水煎服。

4. 乳痈：苦丁茶叶、了哥王叶各等量，水煎外洗或捣烂外敷患处。

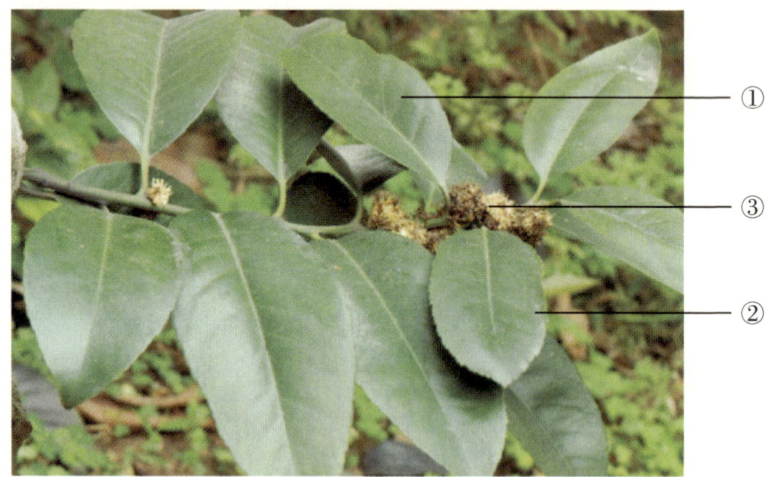


苦丁茶原植物图

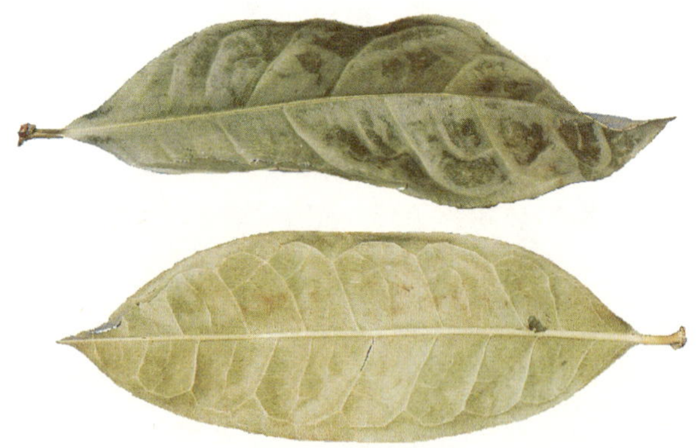

苦丁茶药材图

## 雷公根

【壮　　名】Byaeknok

【别　　名】积雪草，崩大碗，地钱草，地细辛，大马蹄草。

【来　　源】为伞形科植物积雪草 *Centella asiatica*（L.）Urban 的全草。

【植物形态】草本。茎匍匐，细长，节上生根（第 052 页上图①）。单叶互生；叶柄长 2～15 cm，基部鞘状；叶片肾形或近圆形，长 1～3 cm，宽 1.5～5 cm，基部阔心形，边缘有钝锯齿（第 052 页上图②）；苞片 2～3 片，卵形，膜质。伞形花序有花 3～6 朵，聚集成头状；花瓣卵形，紫红色或乳白色（第 052 页上图③）。果实圆球形，基部心形或平截，每侧有纵棱数条，棱间有明显的小横脉。

【分　　布】广西各地均有分布。

【采集加工】夏季采收全草，晒干或鲜用。

【功效主治】清热毒，利湿毒，通龙路，消肿，止血。主治痧病、中暑、咳喘、咽痛、泄泻、痢疾、黄疸、水肿、淋证、尿血、衄血、痛经、痈疮。

【用法用量】内服：煎汤，干品 15～30 g，鲜品 30～60 g，或鲜品捣汁。外用：鲜品适量，捣敷或绞汁涂。

【方　　例】1. 痢疾：鲜雷公根全草60 g，凤尾草、紫花地丁鲜全草各30 g，水煎服。

2. 淋证：雷公根、金钱草各30 g，海金沙、黄檗各10 g，甘草6 g，水煎服。

3. 黄疸：鲜雷公根60 g，鬼针草、三叉苦各30 g，水煎服。

4. 流行性脑脊髓膜炎：鲜雷公根60 g，贯众30 g，金银花15 g，水煎服。

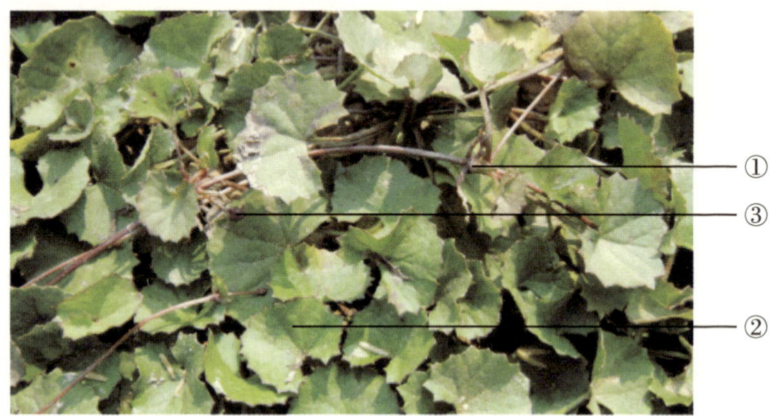


雷公根原植物图

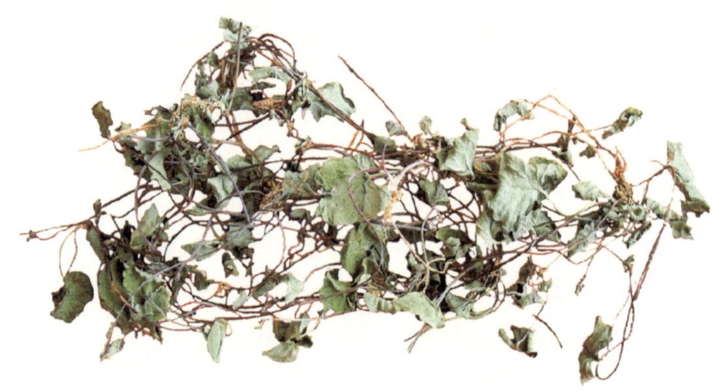

雷公根药材图

## 路边青

【壮　　名】Godacingh

【别　　名】牛屎青，大青。

【来　　源】为马鞭草科植物大青 *Clerodendrum cyrtophyllum* Turcz. 的全草。

【植物形态】灌木。幼枝黄褐色，髓白色。单叶对生，叶片纸质，长圆状披针形、长圆形或卵状椭圆形（第 054 页上图①），长 6～20 cm，宽 3～9 cm，先端渐尖或急尖，基部近圆形或宽楔形，全缘，背面常有腺点。伞房状聚伞花序（第 054 页上图②），具线形苞片；花萼杯状，裂片粉红色；花冠白色，花冠管细长，先端 5 裂；雄蕊 4 枚，与花柱同伸出花冠外（第 054 页上图③）。果实球形或倒卵形，成熟时蓝紫色，宿萼红色。

【分　　布】广西主要分布于贵港、藤县、南宁。

【采集加工】6 月中旬割取为头刀，7～8 月割取为二刀，10～11 月与根同时起土割取为三刀。选晴日收割，拣去黄叶、烂叶及杂质，晒干。

【功效主治】清热毒，凉血，止血。主治痧病、咽痛、口疮、衄血、黄疸、痢疾、泄泻、痈疮、血淋、外伤出血。

【用法用量】内服：煎汤，干品 15～30 g，鲜品加倍。外用：鲜品适量，捣敷，或煎水洗。

【方　　例】1. 外感风热：路边青、连翘、银花、山栀子各15 g，甘草6 g，水煎服。

2. 肝炎：路边青、黄花菜、虎杖各10 g，三姐妹、马连鞍各15 g，水煎服。

3. 痢疾：路边青、毛算盘子各15 g，草鞋根、野芙蓉各10 g，水煎服。

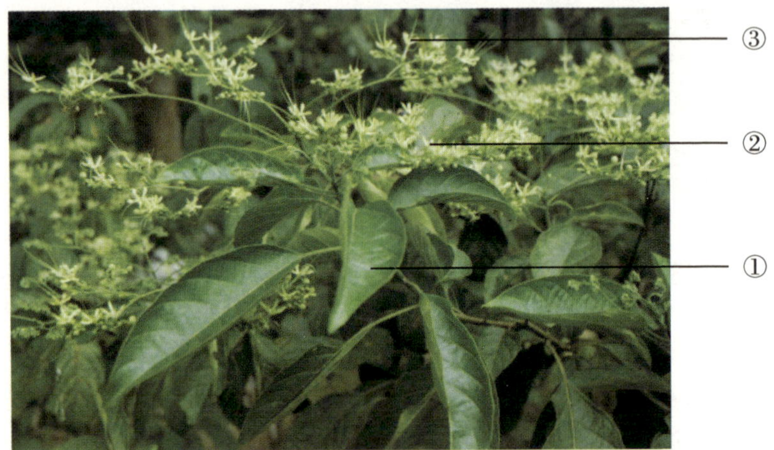


路边青原植物图

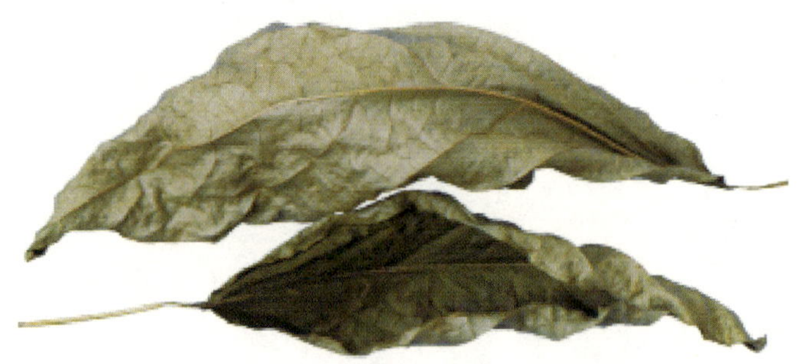

路边青药材图

# 千里光

【壮　　名】Gogoujleixmingz

【别　　名】千里光，千里及，千里急，百花草，九龙光，九里明。

【来　　源】为菊科植物千里光 *Senecio scandens* Buch.-Ham. 的全草。

【植物形态】攀缘草本。茎曲折。叶互生，叶片卵状披针形至长三角形（第 056 页上图①），长 2.5～12 cm，宽 2～4.5 cm，先端渐尖，基部宽楔形、截形、戟形或稀心形，边缘有浅齿或深齿。头状花序排列成复总状伞房花序（第 056 页上图②），总花梗被密微毛，有细条形苞叶；总苞筒状，基部有数个条形小苞片，总苞片 1 层，呈条状披针形；舌状花黄色（第 056 页上图③）；筒状花多数。瘦果圆柱形，有纵沟；冠毛白色。

【分　　布】广西各地均有分布。

【采集加工】夏、秋季采收，鲜用或切段晒干。

【功效主治】清热毒，除湿毒，通龙路，明目。主治痧病、肝炎、痄腮、咽痛、痢疾、肠痈、泄泻、胆囊炎、火眼、湿疹、痈疮、烫伤。

【用法用量】内服：煎汤，干品 15～30 g，鲜品加倍。外用：适量，煎水洗，或熬膏搽，或鲜草捣敷，或鲜草捣汁点眼。

【方　　例】1. 火眼：鲜千里光200 g，路边菊50 g，水煎趁热熏眼，待温洗之，两天即见效。

2. 痈疮：千里光、半边莲、犁头草各适量，共捣烂，敷患处。

3. 皮肤湿疹：千里光、三叉苦、六耳铃各15 g，土荆芥10 g，研末加米酒调敷患处。

4. 阴痒：千里光、椿白皮、蛇床子各30 g，水煎冲洗阴部。

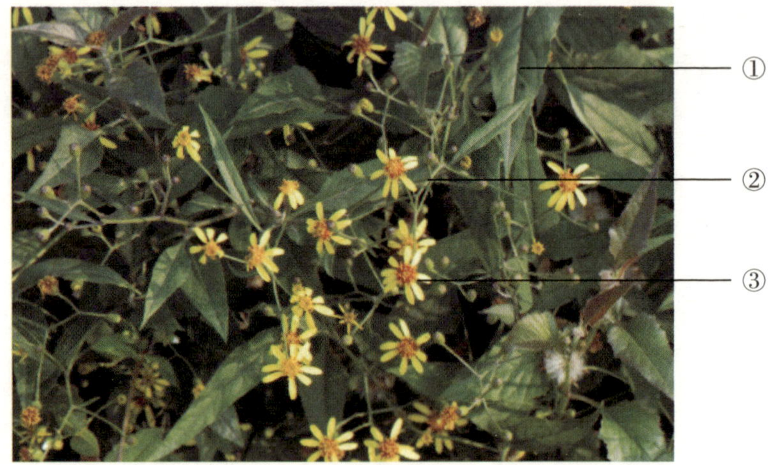


千里光原植物图

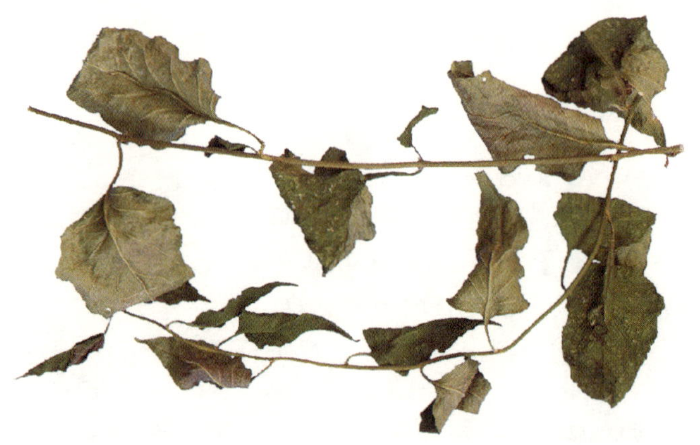

千里光药材图

## 三叉苦

【壮　　名】Gosamnga

【别　　名】三叉虎，三丫苦，跌打王，三椏苦，三岔叶。

【来　　源】为芸香科植物三叉苦 *Evodia lepta*（Spreng.）Merr. 的全株或茎。

【植物形态】灌木。树皮灰白色。三出复叶对生，叶长圆形或长椭圆形（第 058 页上图①），长 5～15 cm，宽 2～6 cm，先端长尖，基部楔形，全缘或不规则浅波状，有腺点。聚伞花序排成腋生伞房花序（第 058 页上图②），小苞片三角形；花冠黄白色；花萼 4 深裂，有腺点；雄花有雄蕊 4 枚；雌花为 4 枚退化雄蕊，密被毛。蓇葖果 2～3 个，暗黄褐色至红褐色，具半透明的腺点。

【分　　布】广西各地均有分布。

【采集加工】夏、秋季采收，鲜用或切段晒干。

【功效主治】清热毒，祛风毒，除湿毒，通龙路，止痛。主治痧病、发热、咽痛、咳嗽、黄疸、胃痛、风湿痹痛、湿疹、痈疮、虫蛇咬伤、外伤出血。

【用法用量】内服：煎汤，9～15 g。外用：鲜品适量，捣敷，或煎水洗。

【方　　例】1. 痧病、瘴病：黄皮叶、三叉苦各15 g，桉树叶12 g，水煎服。

2. 肺热咳嗽：三叉苦根、鱼腥草各20 g，水煎服。

3. 风湿痹痛：三叉苦根、千斤拔、鸡血藤各15 g，了刁竹5 g，水煎服。

4. 黄疸：三叉苦15 g，虎杖、鸡骨草各20 g，水煎服。

5. 外伤出血：三叉苦鲜叶适量，捣烂外敷。

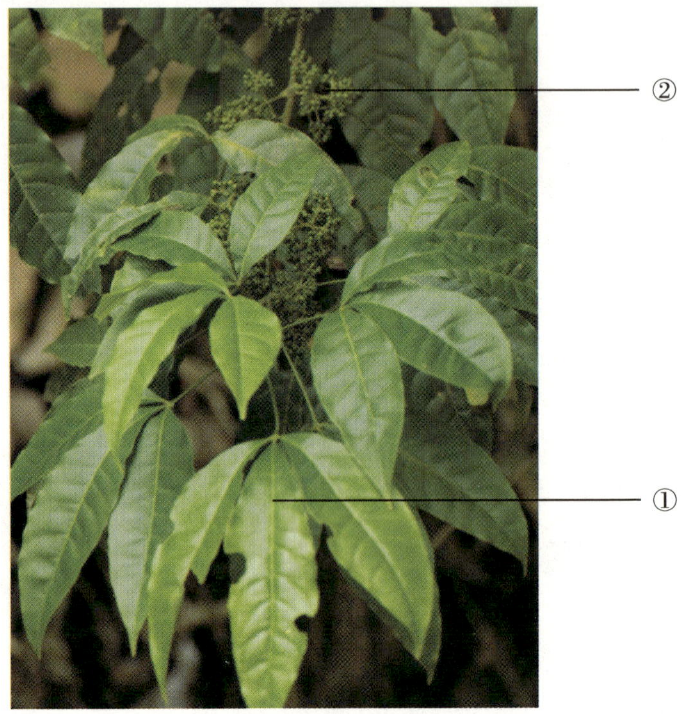


三叉苦原植物图

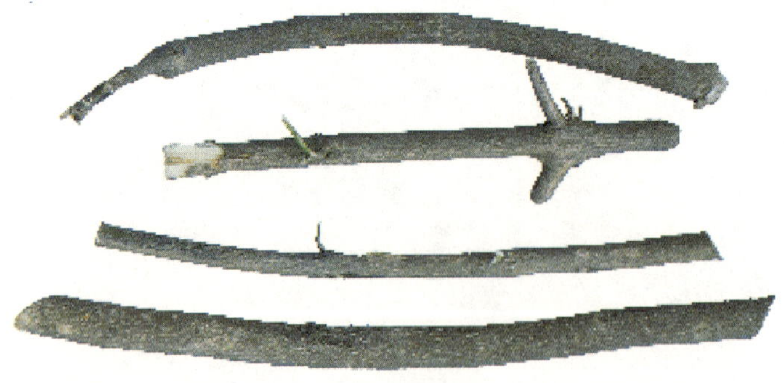

三叉苦药材图

## 鱼腥草

【壮　　名】Yizsinghcauj

【别　　名】菹菜，紫背鱼腥草，紫蕺，臭猪巢，侧耳根，折耳根，猪鼻孔。

【来　　源】为三白草科植物蕺菜 *Houttuynia cordata* Thunb. 的带根全草。

【植物形态】草本。茎节上生根。叶互生，薄纸质，有腺点；托叶膜质，条形，下部与叶柄合生为叶鞘，基部扩大，略抱茎；叶片卵形或阔卵形（第 060 页上图①），长 4～10 cm，宽3～6 cm，先端短渐尖，基部心形，全缘。穗状花序生于茎顶，与叶对生，总苞片 4 枚，呈长圆形或倒卵形，白色（第 060 页上图②）；花小而密，无花被（第 060 页上图③）；雄蕊 3 枚，花丝下部与子房合生。蒴果卵圆形，先端开裂，具宿存花柱。

【分　　布】广西主要分布于龙州、武鸣、马山、那坡、田阳、田林、隆林、凌云、南丹。

【采集加工】采收后去净泥土，连根晒干即可。

【功效主治】清热毒，调水道，消痈排脓。主治肺痈、喘咳、咽痛、痢疾、痈肿、热淋。

【用法用量】内服：煎汤（不宜久煎），15～25 g，或鲜品捣汁，用量加倍。外用：鲜品适量，捣敷或煎汤熏洗。

【方　　例】1. 慢性鼻窦炎：鲜鱼腥草适量，捣烂，绞汁，每日滴鼻数次。

2. 咽痛：鲜鱼腥草、鲜筋骨草各15 g，柚子（种子）适量，共捣烂绞汁，调蜂蜜服。

3. 肺炎：鱼腥草、白花蛇舌草各30 g，一点红20 g，葫芦茶20 g，水煎服。

4. 痨咳：鱼腥草叶60 g，猪肚 1 个，将鱼腥草叶放在猪肚内，炖烂，汤肉齐服。

5. 痢疾：鱼腥草20 g，山楂炭6 g，水煎加蜜糖服。

6. 淋证：鱼腥草、叶下珠各15 g，金钱草20 g，茅莓15 g，三白草10 g，草鞋根10 g，老鼠拉冬瓜6 g，水煎服。

7. 痈疮：干鱼腥草研成细末，蜂蜜调敷。

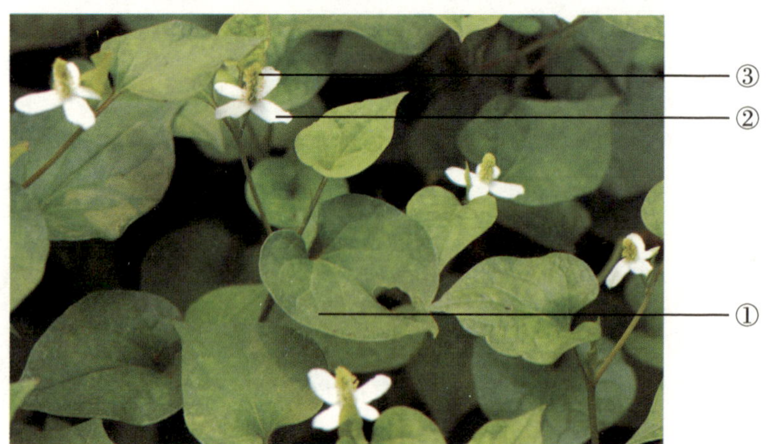


鱼腥草原植物图

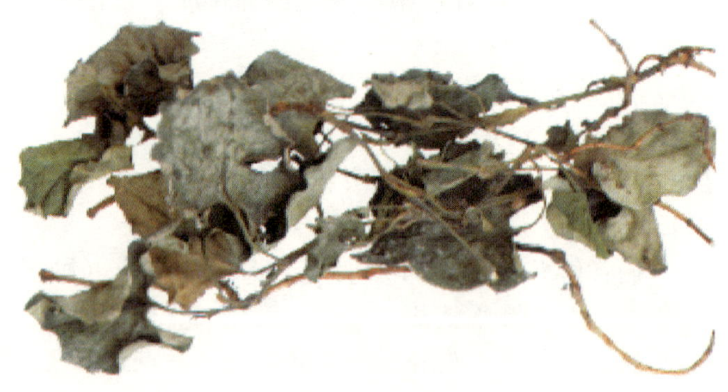

鱼腥草药材图

## 栀 子

【壮 名】Gocihswj

【别 名】木丹，鲜支，卮子，越桃，支子，山栀子。

【来 源】为茜草科植物栀子 *Gardenia jasminoides* Ellis 的果实。

【植物形态】灌木。单叶对生，托叶 2 片，生于叶柄内侧；叶片革质，椭圆形、阔倒披针形或倒卵形（第 062 页上图①），长 6～14 cm，宽 2～7 cm，先端急尖，基部楔形，全缘，上面光滑，仅下面脉腋内簇生短毛。花大，芳香；萼筒稍长；花冠高脚碟状，白色，后变乳黄色，基部合生成筒，上部 6～7 裂，旋转排列，先端圆。果实深黄色，倒卵形或长椭圆形，有 5～9 条翅状纵棱，先端有条状宿存萼。（第 062 页上图②）

【分 布】广西各地均有分布。

【采集加工】采下果实后，晒至足干或及时烘干，但此法很难保持内部的颜色。也可将果实放入沸水中烫一下，或放入蒸笼内蒸约半小时，取出沥净水后暴晒数天，再放置通风阴凉处晾 1～2 日，使内部水分完全散失，再晒至足干即为成品。

【功效主治】清热毒，利湿毒。主治黄疸、痧病高热、火眼、头痛、淋证、吐血、衄血、血痢、尿血、口疮、痈疮、扭伤肿痛。

【用法用量】内服：煎汤，5～10 g，或入丸、散剂。外用：适量，研末掺或调敷。清热泻火多生用，止血多炒焦用。

【方 例】1. 急性黄疸型肝炎：栀子10 g，鸡骨草、田基黄各50 g，水煎服。

2. 扭伤肿痛：栀子25 g，研末加乳香、黄酒适量，调成糊状敷伤处。

3. 吐血、衄血：栀子粉20 g，开水冲服。亦可外用做局部止血剂。

4. 泄泻：栀子、十大功劳、虎杖、枫树根皮、一点红、凤尾草各10 g，水煎服。

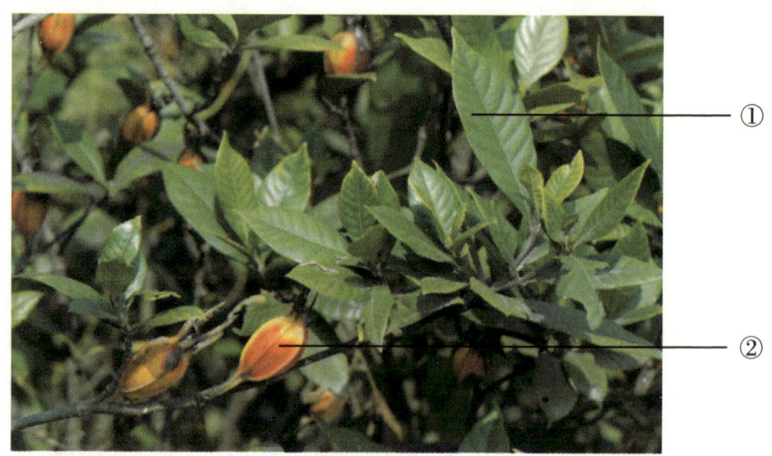


栀子原植物图

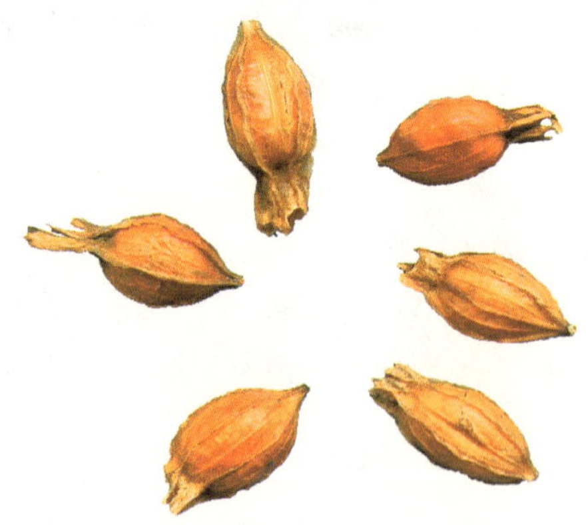

栀子药材图

# 第六节　祛寒毒药

## 八　角

【壮　　名】Bakgak

【别　　名】大茴香，大料，八月珠，怀香。

【来　　源】为木兰科植物八角茴香 *Illicium verum* Hook. f. 的果实。

【植物形态】乔木。树皮灰色至红褐色，有不规则裂纹。叶互生或螺旋状排列，革质，椭圆形或椭圆状披针形（第 064 页上图①），长 5～15 cm，宽 2～5 cm，有透明油点；叶柄粗壮（第 064 页上图②）。花单生于叶腋，花梗于果熟时先端弯曲；萼片 3 裂，黄绿色；花瓣 6～9 片，淡红至深红色；雄蕊 15～19 枚，1～2 轮；心皮 8～9 片，离生，1 轮。蓇葖果星芒状排列，呈八角形，红棕色，木质。（第 064 页上图③）

【分　　布】广西主要分布于桂南、桂西南。

【采集加工】果实采收后放在烤笼竹片架上烘烤。为防止香气散失，用文火缓烤，烤至干透即可。

【功效主治】祛寒毒，调气止痛。主治呕吐、腹痛、痛经、疝气、腰痛、脚气。

【用法用量】内服：煎汤，3～6 g，或入丸、散剂。外用：适量，研末调敷。

【方　　例】1. 呕吐：八角、丁香、白豆蔻各5 g，水煎服。

2. 疝气：八角、吴茱萸、巴戟天各6 g，水煎服。

3. 腰部寒痛：八角6 g，千年健10 g，牛膝15 g，狗脊

20 g，水煎服。

4. 痛经：八角6 g，调经草30 g，与适量猪肉炖服。

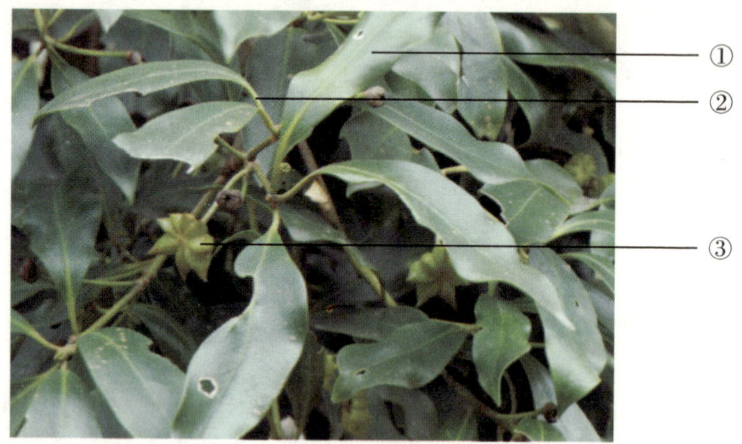


八角原植物图

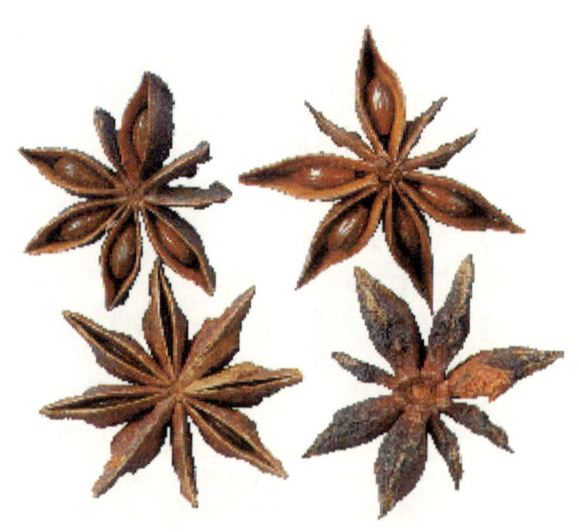

八角药材图

# 苍耳子

【壮　　名】Cijndouxbox

【别　　名】粘粘葵，白痴头婆，狗耳朵草，苍子棵，青棘子，菜耳。

【来　　源】为菊科植物苍耳 *Xanthium sibiricum* Patr. 的带总苞的果实。

【植物形态】草本。叶互生，有长柄，叶片三角状卵形或心形，近全缘，或有 3～5 片不明显浅裂（第 066 页上图①），长 4～9 cm，宽 5～10 cm，基生三出脉。头状花序聚生，单性同株；雄花序球形，总苞片小；雌花序卵形，总苞片 2～3 列，外列苞片小，内列苞片大，结成囊状卵形，外面有倒刺毛，顶有四锥状的尖端 2 个；小花 2 朵，无花冠，子房在总苞内。成熟的具瘦果的总苞变坚硬，卵形或椭圆形，外面疏生具钩的总苞刺。（第 066 页上图②）瘦果 2 个，倒卵形。

【分　　布】广西各地均有分布。

【采集加工】秋季采收，晒干。

【功效主治】祛寒毒，祛风毒，除湿毒，通鼻窍，止痒。主治鼻渊、风寒头痛、风湿痹痛、风疹、湿疹、疥癣。

【用法用量】内服：煎汤，3～10 g，或入丸、散剂。外用：适量鲜品捣敷，或煎水洗。

【方　　例】1. 鼻炎：苍耳子10 g，辛夷仁25 g，香白芷50 g，薄荷叶25 g，研末，每次10 g，温水调服。

2. 耳鸣：苍耳子5 g（研末），粳米适量，煮粥食。

3. 鼓胀、小便不利：苍耳子灰、葶苈子末等份，每次10 g，温水调服。

4. 湿疹：苍耳子120 g，苦参60 g，野菊花60 g，水煎洗患处。

5. 风疹：苍耳花、叶、子等份，研末，每次10 g，温水调服。

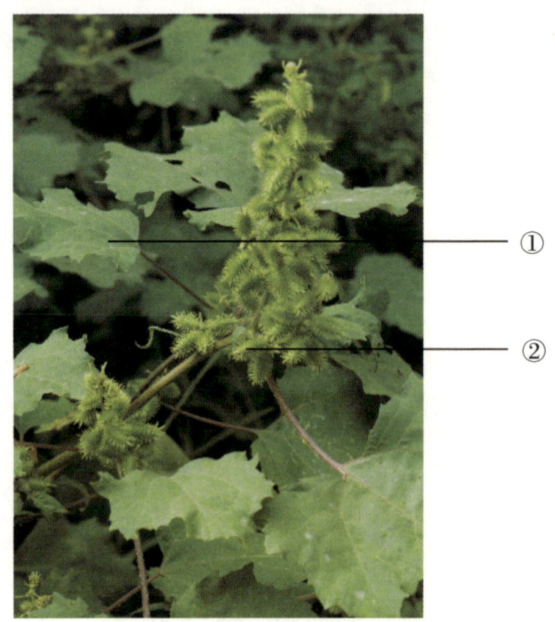


苍耳子原植物图

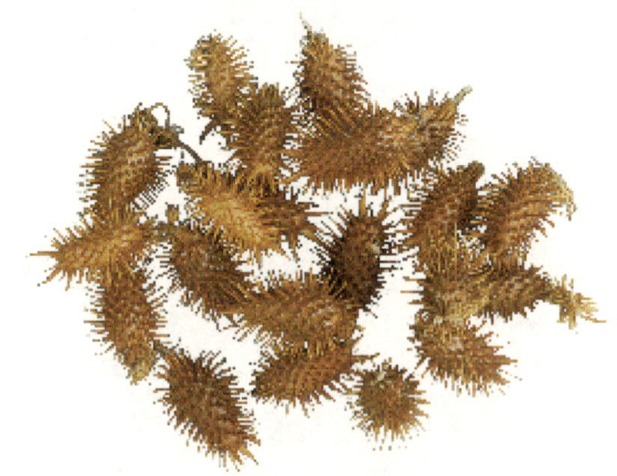

苍耳子药材图

## 木姜子

【壮　　名】Cuenghing

【别　　名】山胡椒，大木姜，香佳子，猴香子，生姜材。

【来　　源】为樟科植物木姜子 *Litsea pungens* Hemsl. 的果实。

【植物形态】落叶小乔木。幼枝黄绿色，老枝黑褐色。叶互生，常聚生于枝顶，叶片披针形或倒卵状披针形（第 068 页上图①），长 5～15 cm，宽 2.5～5.5 cm，先端短尖，基部楔形。伞形花序腋生，花单性，雌雄异株，每一花序有花 8～12 朵，先叶开放；花被裂片 6 片，倒卵形，黄色；退化雌蕊细小，无毛。果球形，成熟时蓝黑色。（第 068 页上图②）

【分　　布】广西主要分布于平南、藤县、桂平、南宁、隆林、凌云等地。

【采集加工】秋季果实成熟时采收，除去杂质，晒干。

【功效主治】调气痛，通谷道，散寒毒，消肿。主治胃痛、呕吐、泄泻、食积、痛经、瘴病、风湿痹痛、痈疮。

【用法用量】内服：煎汤，3～10 g，或研粉，每次 1～1.5 g。外用：适量，捣敷或研粉调敷。

【方　　例】泄泻：木姜子、万年荞各15 g，蜘蛛香30 g，刺梨根、地黄胆、天葵根、石菖蒲各9 g，水煎服。

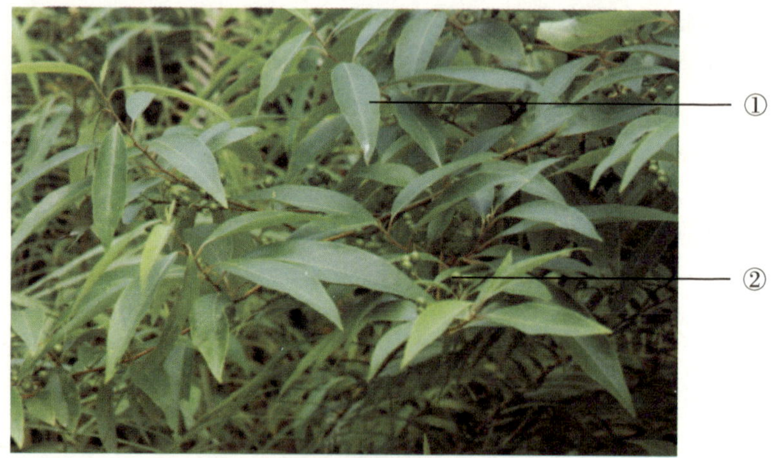


木姜子原植物图

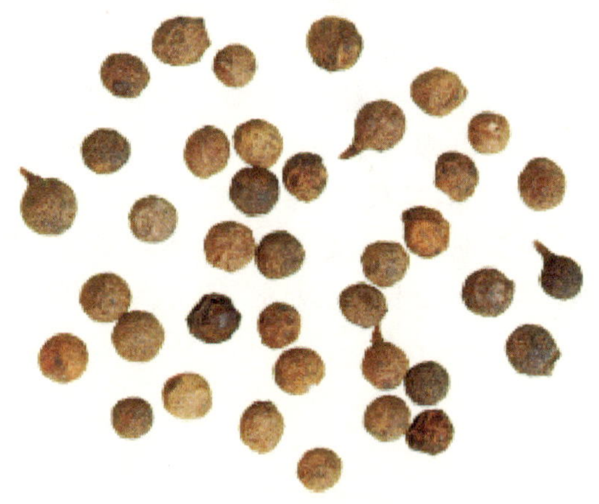

木姜子药材图

## 肉　桂

【壮　　名】Naengigveq

【别　　名】菌桂，牡桂，桂，大桂，辣桂，玉桂。

【来　　源】为樟科植物肉桂 *Cinnamomum cassia* Presl 的茎皮。

【植物形态】乔木。树皮芳香，灰褐色。叶互生或近对生，叶片长椭圆形，或近披针形（第 070 页上图①），长 8～34 cm，宽 4～9.5 cm，先端尖或短渐尖，基部楔形，离基三出脉，近平行（第 070 页上图②），革质。圆锥花序，花序分枝末端具 3 朵花作聚伞状排列；花冠白色；花被裂片卵状。果实椭圆形，显紫色；果托浅杯状，有时略带齿裂。（第 070 页上图③）

【分　　布】多为栽培，广西尤以隆安、天等、大新、龙州、防城港、玉林、平南、岑溪、灌阳、金秀为多。

【采集加工】春、秋季节均可剥皮，逐条地从树上剥下来，用地坑焖油法或箩筐外罩薄膜焖制法进行加工。

【功效主治】祛寒毒，通龙路，止痛。主治寒凝龙路或火路所致头痛、腰痛、胸痛、肋痛、体虚、阳痿、遗精、气喘、水肿、纳呆、泄泻、风湿痹痛、寒疝疼痛、不孕症、痛经、闭经、产后腹痛。

【用法用量】内服：煎汤（不宜久煎），2～5 g，或研末，0.5～1.5 g，或入丸剂。外用：适量，研末调敷，或浸酒涂。

【方　　例】1. 泄泻：肉桂、丁香各50 g，共研细末，每次1 g，开水冲服；外用少许贴于肚脐。

2. 闭经：肉桂、川芎、香附各5 g，吴茱萸3 g，赤芍15 g，水煎服。

3. 不孕症：肉桂、小茴香各5 g，川芎、当归、益母草各

10 g，瘦猪肉100 g，水煎服。

4. 体虚、遗精、月经不调：肉桂5 g，熟地15 g，山萸肉、枸杞子、菟丝子、杜仲、当归藤各10 g，水煎服。

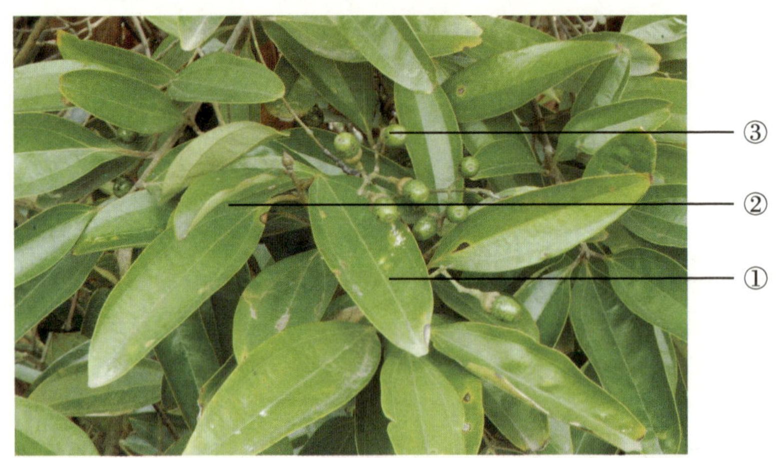


肉桂原植物图

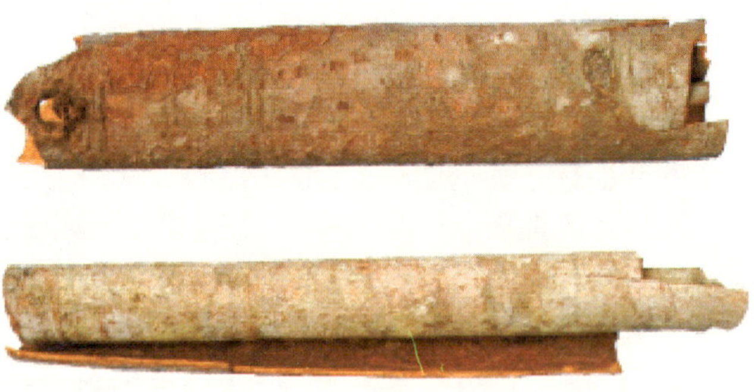

肉桂药材图

# 第七节　解其他毒药

## 甘　蔗

【壮　　名】Oij

【别　　名】薯蔗，干蔗，接肠草，竿蔗，糖梗。

【来　　源】为禾本科植物甘蔗 *Saccharum sinensis* Roxb 的茎秆。

【植物形态】草本。秆绿色或棕红色（第 072 页上图①）。叶鞘长于节间（第 072 页上图②），无毛，仅鞘口有毛；叶舌膜质，截平；叶片扁平，具白色肥厚的主脉（第 072 页上图③），长 40～80 cm，宽 4～6 cm。花序大型，主轴具白色丝状毛；小穗披针形；颖的上部膜质，边缘有小纤毛，第一颖先端稍钝，具 2 脊，4 脉，第二颖舟形，具 3 脉，先端锐尖；第一外稃长圆状披针形，有 1 脉，先端尖，第二外稃狭窄成线形，第二内稃披针形。

【分　　布】广西各地广为栽培。

【采集加工】冬季采收，除去叶片，切片晒干或鲜用。

【功效主治】清热毒，生津。主治烦热、饮酒过度、咽干喉痛、咳嗽、呕吐、大便燥结。

【用法用量】内服：煎汤，30～90 g，或榨汁饮。外用：鲜品适量，捣敷。

【方　　例】1. 解酒：甘蔗汁 50 mL，鲜萝卜汁 30 mL，饮服。

2. 呕吐：甘蔗汁 50 mL，生姜汁 2 mL，饮服。

3. 咳嗽：甘蔗、粟米各 50 g，煮粥服。

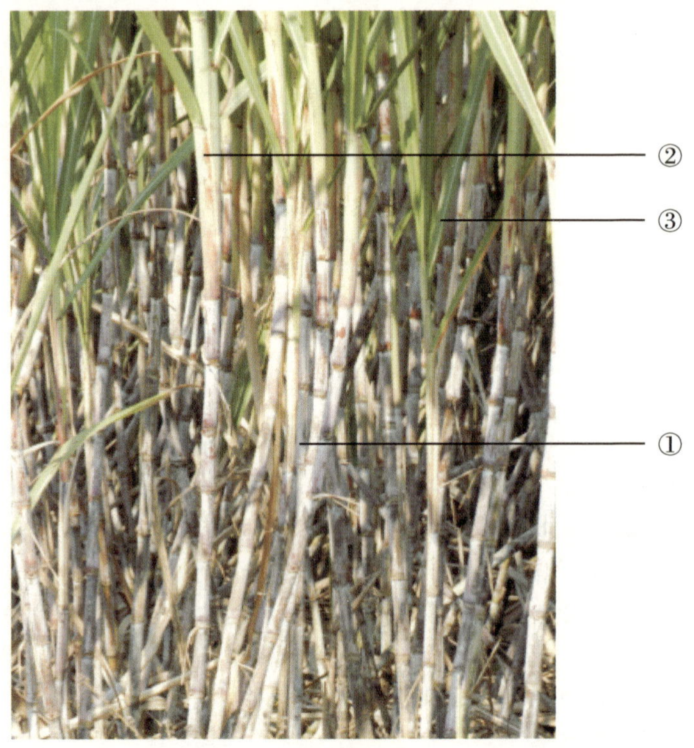


甘蔗原植物图

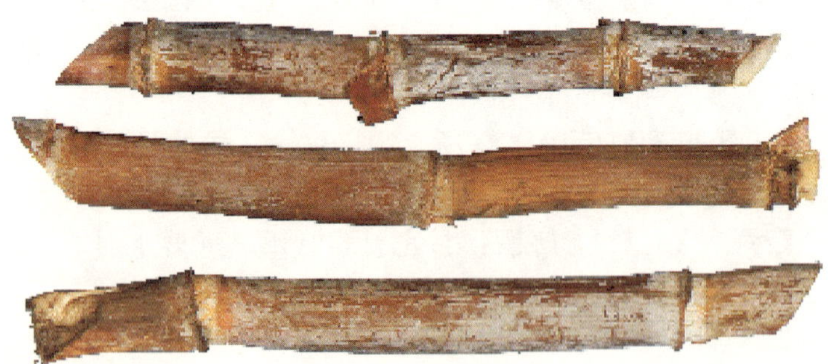

甘蔗药材图

# 岗　松

【壮　　名】Nyasaujbaet

【别　　名】观音扫，长松，沙松，扫把枝，松毛枝，鸡儿松。

【来　　源】为桃金娘科植物岗松 *Baeckea frutescens* L. 的枝叶。

【植物形态】灌木。嫩枝纤细。叶小，对生，叶片狭线形或线形（第 074 页上图①），长 5～10 mm，宽约1 mm，先端尖，有透明油腺点，中脉 1 条，无侧脉。花小，白色，单生于叶腋（第 074 页上图②）；苞片早落；萼管钟状，萼 5 齿裂，三角形；花瓣 5 片，圆形，基部狭窄成短柄；雄蕊 10 枚或稍少，成对与萼齿对生；子房下位，3 室，花柱宿存。蒴果小。

【分　　布】广西主要分布于南宁、博白、北流、贵港、岑溪、苍梧。

【采集加工】夏、秋季收割，洗净，晒干。

【功效主治】清热毒，除湿毒，调水道。主治风湿痹痛、跌打瘀肿、肝硬化、小便不利、阴痒、脚气、湿疹、皮肤瘙痒、疥癣、水火烫伤、虫蛇咬伤。

【用法用量】内服：煎汤，10～30 g。外用：鲜品适量，捣敷或煎汤洗。

【方　　例】1. 风湿骨痛：岗松油适量，外搽患部。

2. 跌打损伤：岗松适量，捣烂敷伤处。

3. 小便不利：岗松、车前草各30 g，水煎服。

4. 阴痒：岗松200 g，水煎浓液熏洗患处。

5. 湿疹：岗松全株适量，煎水熏洗。

6. 脚癣、皮肤瘙痒：岗松油适量，外搽患处。

7. 蛇咬伤：岗松油外涂伤口。

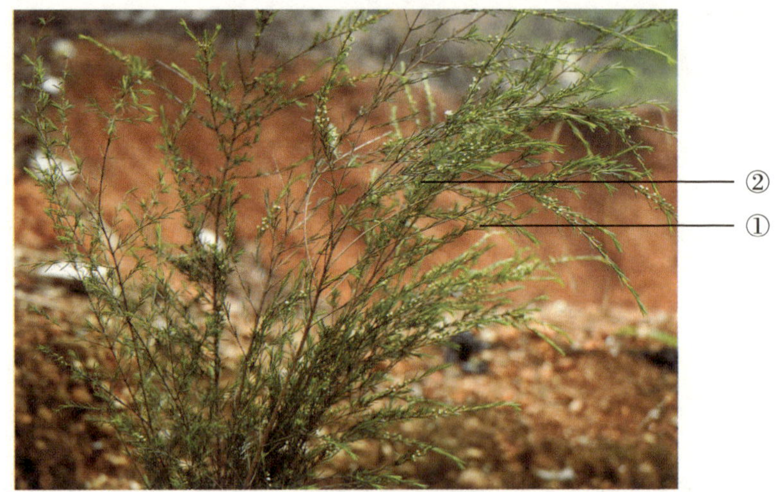


岗松原植物图

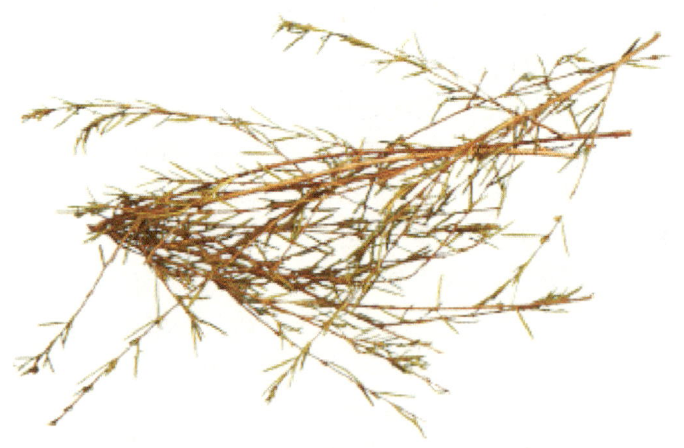

岗松药材图

# 七叶一枝花

【壮　　名】Golienzcaetmbaw

【别　　名】蚤休，七叶一盏灯，中华王孙，独脚莲，铁灯台，七叶莲。

【来　　源】为百合科植物重楼 *Paris polyphylla* Smith 的根茎。

【植物形态】草本。根茎肥厚，黄褐色，结节明显。茎紫红色或青紫色，基部有 1～3 片膜质叶鞘包茎。叶轮生茎顶，通常 7 片，叶片长圆状披针形、倒卵状披针形或倒披针形（第 076 页上图①），长 8～27 cm，宽 2.2～10 cm，先端急尖或渐尖，基部楔形，全缘。花柄出自轮生叶中央，通常比叶长，顶生一花（第 076 页上图②）；花两性，外轮花被片 4～6 片，叶状，绿色，狭卵状披针形（第 076 页上图③），内轮花被片狭条形（第 076 页上图④）。蒴果球形，紫色。

【分　　布】广西主要分布于那坡等地。

【采集加工】春、秋两季采挖，将根茎挖出后，洗净，除去须根，煮至透心，晒干。

【功效主治】清热毒，除湿毒，通龙路，止痛。主治痈疮、咽痛、黄疸、乳痈、蛇虫咬伤、跌打伤痛。

【用法用量】内服：煎汤，10～30 g，或研末，每次 1～3 g。外用：鲜品适量，磨汁涂或捣敷，干品研末调敷。

【方　　例】1. 痈疮：七叶一枝花、鱼腥草各30 g，捣烂敷患处。

2. 腮腺炎：七叶一枝花适量，浸酒，外涂患处。

3. 毒蛇咬伤：七叶一枝花30 g，半边莲、紫花地丁各15 g，捣烂敷患处。

4. 黄疸：七叶一枝花、黄花菜、十大功劳、一枝香、黄櫱、虎杖、山栀子、三姐妹、田基黄、马连鞍、鲤鱼尾、槟榔、乌姜、八角莲各10 g，水煎服。

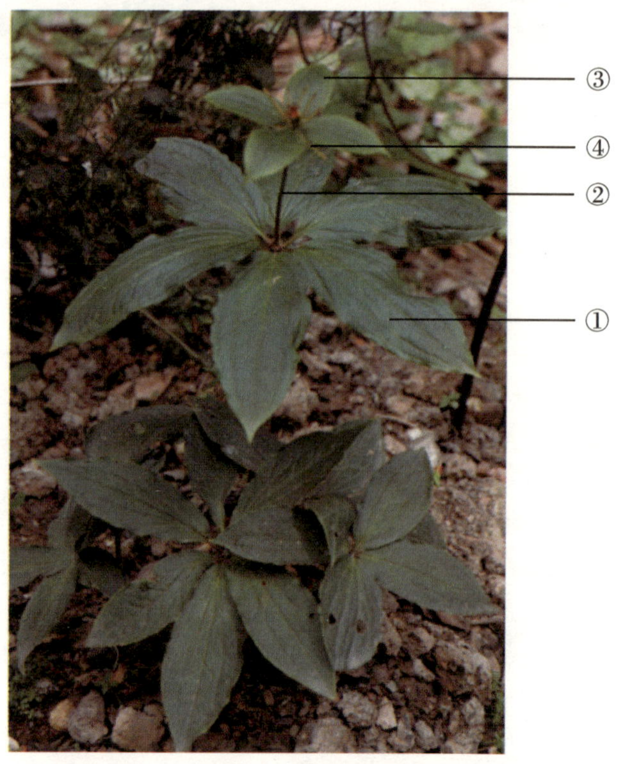


七叶一枝花原植物图

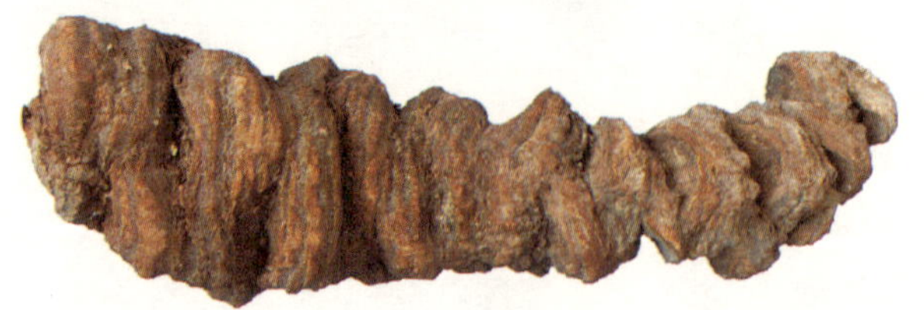

七叶一枝花药材图

## 阳　桃

【壮　　名】Lwgfiengz

【别　　名】杨桃，五敛子，羊桃，洋桃，五敛，酸五棱。

【来　　源】为酢浆草科植物阳桃 *Averrhoa carambola* L. 的果实。

【植物形态】乔木。奇数羽状复叶，小叶 5～13 片，卵形至椭圆形（第 078 页上图①），长 3～7 cm，宽约3 cm，先端渐尖，基部偏斜。圆锥花序生于叶腋或老枝上；花萼红紫色，覆瓦状排列；花冠近钟形，白色至淡紫色，花瓣倒卵形，旋转状排列；雄蕊 10 枚，其中 5 枚较短且无花药，花丝基部合生；子房 5 室，具 5 棱槽。浆果卵状或椭圆状，淡黄绿色，光滑，具翅状棱。（第 078 页上图②）

【分　　布】广西各地均有栽培。

【采集加工】8～9 月果呈黄绿色时采摘，鲜用。

【功效主治】清热毒，调水道，生津止渴。主治咳嗽、饮酒过度、咽痛、食积、烦渴、淋证、蛇咬伤。

【用法用量】内服：煎汤，干品 15～30 g，鲜品加倍，或浸酒。

【方　　例】1. 饮酒过度：阳桃30 g，水煎服。

2. 咳嗽：阳桃30 g，鲜食。

3. 咽痛：阳桃30 g，水煎服。

4. 淋证：阳桃适量，和蜂蜜煎汤服。

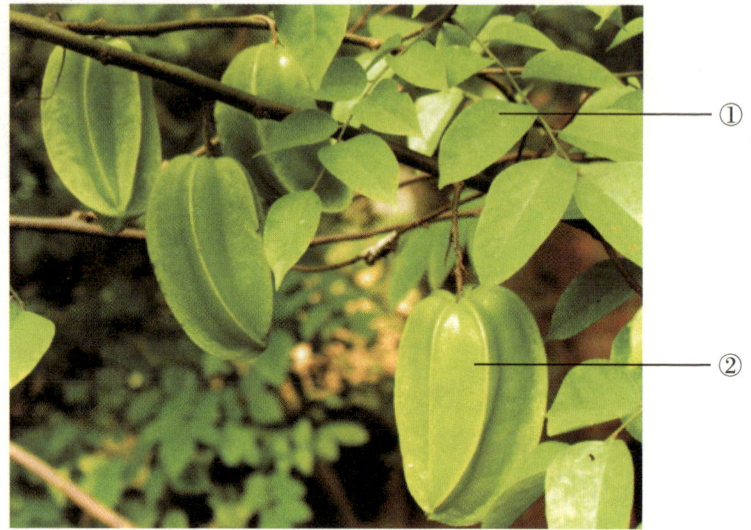


阳桃原植物图

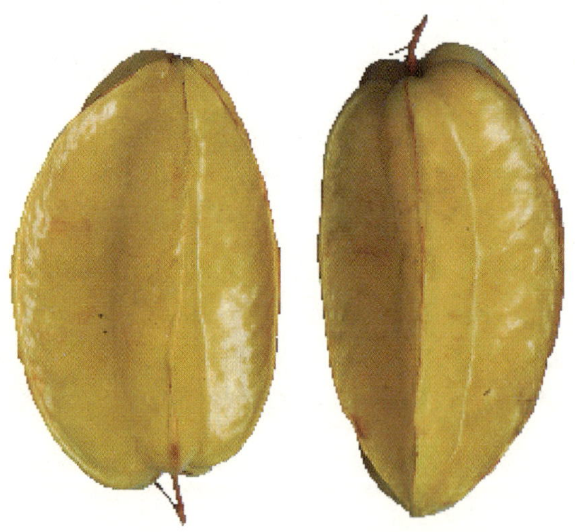

阳桃药材图

# 【第二章　补虚药】

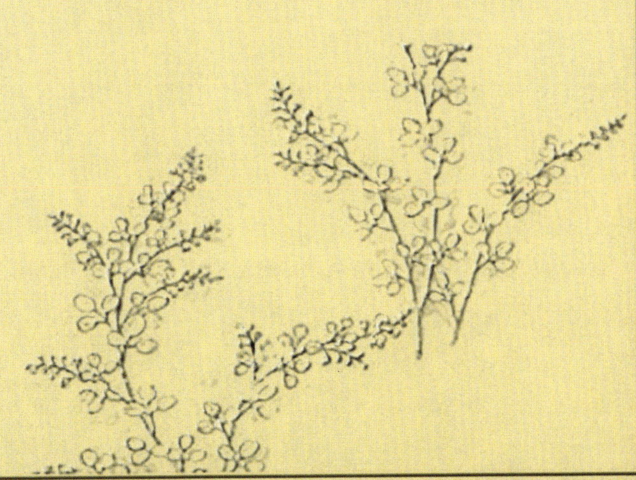

# 第一节　补气药

## 蛤　蚧

【壮　　名】Aekez

【别　　名】蛤解，蛤蟹，仙蟾，蛤蛇，大壁虎。

【来　　源】为壁虎科动物蛤蚧 *Gekko gecko* Linnaeus 除去内脏的全体。

【动物形态】全长 30 cm 左右，体长与尾长略相等或尾略长。头宽大，略呈三角形；吻端圆凸（第 082 页上图①）；耳孔椭圆形；上唇鳞 12～14 片，第一枚入鼻孔；眼大，突出；口中有许多小齿。通身被覆细小粒鳞，其间杂以较大疣鳞，缀成纵行，腹面鳞片较大。四肢趾膨大，扁平状，除第一趾外，均具小爪，趾间仅有蹼迹。（第 082 页上图②）躯干及四肢背面砖灰色，密布橘黄色及蓝灰色斑点，尾部有深浅相间的环纹，腹面白色且有粉红色斑。（第 082 页上图③）

【分　　布】广西主要分布于德保、靖西、龙州、大新、宁明。

【功效主治】调气补虚，定咳喘，助肾阳，益精血。主治咳嗽、哮喘、阳痿、遗精、糖尿病、神经衰弱。

【用法用量】内服：水煎，每次 3～7 g，或研末冲服，每次 1～2 g，或 1～2 对，浸酒服用，或入丸、散剂。

【方　　例】1. 咳嗽：蛤蚧 1 对，墨鱼骨 250 g，白糖 100 g，研末混匀分成 24 份，每次服 1 份。

2. 肾阳虚、精血亏虚阳痿：蛤蚧 1 对，人参 15 g，羊藿叶 20 g，鹿茸 10 g，枸杞子 15 g，巴戟天 10 g，黄芪 15 g，仙茅 10 g，炙甘草 10 g，冰糖 20 g，米酒 1000 mL，浸泡 7 天，每次服 20 mL。

3. 哮喘：蛤蚧 7 g，三姐妹、盐肤木、罗裙带根、鱼腥草、不出林、枇杷叶各 10 g，乌桕仁 6 g，水煎服。

4. 疳积：生蛤蚧 1 对焙干，炒鸡内金 30 g，共研粉末，每日用药粉 3 g 和塘角鱼蒸服。

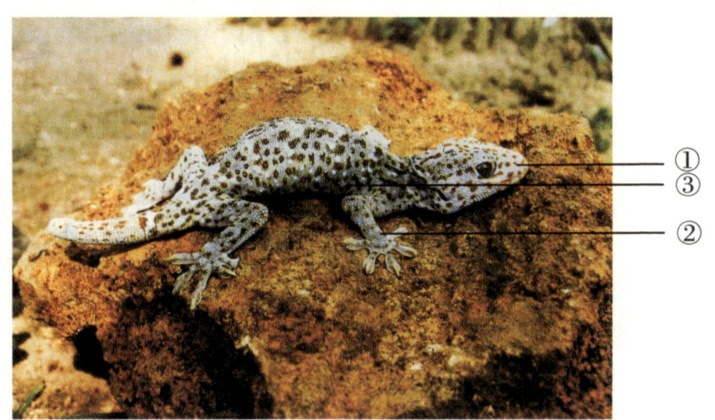


蛤蚧原动物图

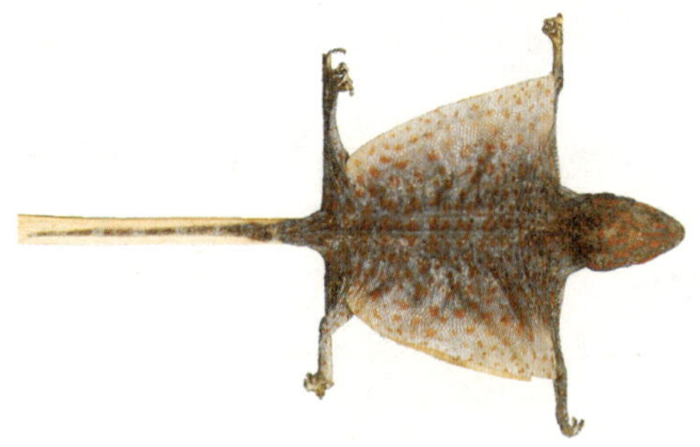

蛤蚧药材图

## 黄花倒水莲

【壮　　名】Swnjgyaeujhen

【别　　名】黄金卵，吊吊黄，黄花鸡骨，金不换，土黄芪，黄杨参，树人参。

【来　　源】为远志科植物黄花倒水莲 *Polygala fallax* Hemsl. 的根。

【植物形态】灌木。叶片椭圆形或长圆状椭圆形至长圆状披针形（第 084 页上图①），长 6.5～14 cm，宽 2～2.5 cm，先端渐尖，基部楔形或钝圆，全缘。花两性，总状花序单一，下垂（第 084 页上图②）；苞片 1 枚；萼片 5 枚，外面两枚小，中间一枚深兜状，里面两枚大；花瓣 3 枚，肥厚，黄色（第 084 页上图③），侧生花瓣下部与龙骨瓣合生，龙骨瓣盔形，具条裂鸡冠状附属物；雄蕊 8 枚，下部合生成鞘，与花瓣贴生；子房圆形。蒴果阔肾形，浆果状。

【分　　布】广西主要分布于上林、武鸣、天等、靖西、那坡、隆林、天峨、罗城、金秀、龙胜等地。

【采集加工】全年均可采根，洗净，晒干。

【功效主治】补气虚，补血虚，通气道、谷道、水道。主治身体虚弱、肝炎、鼓胀、疳积、咳嗽、肺痨、风湿痹痛、淋证、痛经、营养不良性水肿、贫血、纳呆、失眠、跌打损伤。

【用法用量】内服：煎汤，干品 15～30 g，鲜品加倍。

【方　　例】1. 产后体虚、病后体弱：黄花倒水莲 20 g，山鸡肉 200 g，炖服。

2. 肝炎：黄花倒水莲、鸡骨草各 20 g，水煎服。

3. 风湿痹痛：黄花倒水莲、十大功劳、骨碎补各 30 g，浸酒 500 mL，每次服 20 mL。

4. 营养不良性水肿：黄花倒水莲 30 g，旋覆花根、黄精各 20 g，何首乌、土党参各 15 g，水煎服。

5. 痛经：黄花倒水莲、当归藤各 30 g，益母草 9 g，水煎服。

6. 贫血：黄花倒水莲 30 g，土党参 30 g，鸡血藤 30 g，水煎服。

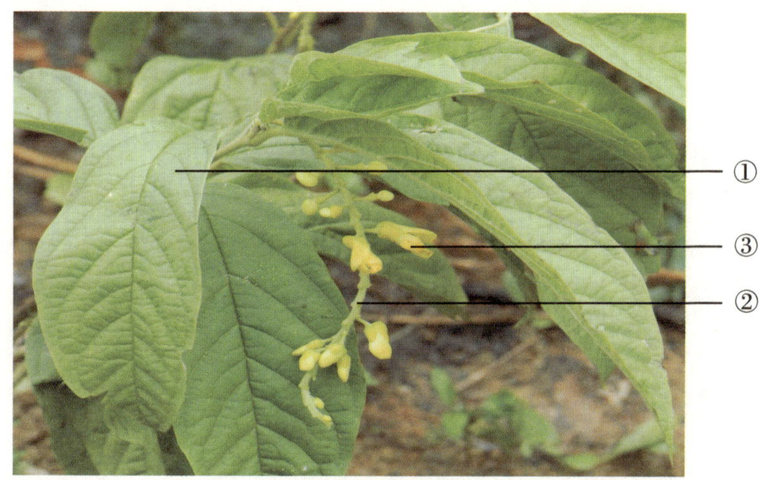


黄花倒水莲原植物图

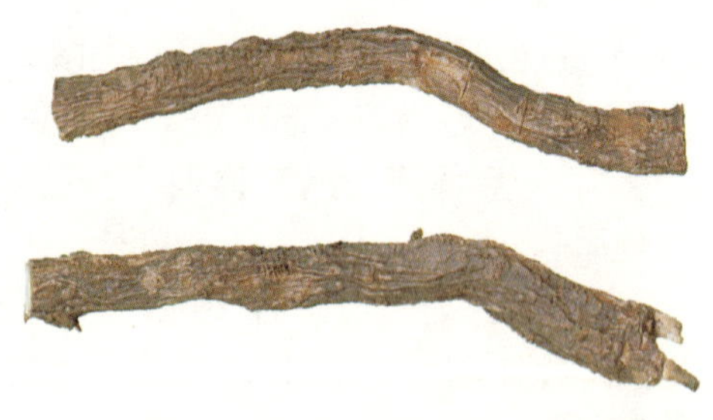

黄花倒水莲药材图

## 灵 芝

【壮　　名】Gyopmei

【别　　名】三秀，茵芝，灵芝草，木灵芝，菌灵芝。

【来　　源】为多孔菌科真菌灵芝 *Ganoderma lucidum* (Leyss. ex Fr.) Karst. 或紫芝 *Ganoderma sinense* Zhao. Xu et Zhang 的子实体。

【植物形态】担子果有柄，栓质。（第 086 页上图①）菌盖半圆形或肾形（第 086 页上图②），直径 10～20 cm，盖肉厚 1.5～2 cm，盖表黄褐色或红褐色，盖边渐趋淡黄，有同心环纹，微皱或平滑，有亮漆状光泽，边缘微钝（第 086 页上图③）。菌肉乳白色，近管处淡褐色。菌柄圆柱形，侧生或偏生，偶中生，与菌盖色泽相似。孢子卵形，双层壁，顶端平截，外壁透明，内壁淡褐色，有小刺。

【分　　布】广西主要分布于西林、隆林、那坡、靖西。

【采集加工】子实体开始释放孢子前可套袋收集孢子。待菌盖外缘不再生长，菌盖下面管孔开始向外喷射担孢子，表示已成熟，即可采收。从菌柄下端拧下整个子实体，晾干或低温烘干收藏，并通风，防止霉变。

【功效主治】补气血，安心神，通谷道。主治头晕、哮喘、心悸、神经衰弱、高血压、冠心病、肝炎、鼻炎、失眠、虚劳、肿瘤。

【用法用量】内服：煎汤，10～15 g，或研末，2～6 g，或浸酒。

【方　　例】1. 神经衰弱、哮喘、风湿性关节炎、高血压：灵芝 100 g，米酒 500 mL，浸泡 7 天，每次服 10 mL。

2. 冠心病、慢性气管炎：灵芝 15 g，水煎服。

3. 慢性肝炎：灵芝、紫苏各 15 g，鸡骨草、黄花倒水莲各 20 g，五味子 6 g，红枣 10 g，水煎加冰糖或白糖调服。

4. 白细胞减少症：灵芝 15 g，沙参 15 g，红枣 10 g，水煎服。

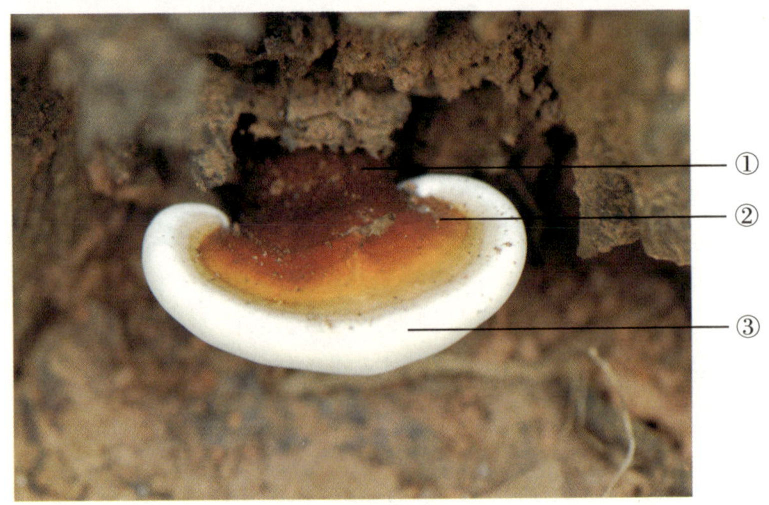

灵芝原植物图

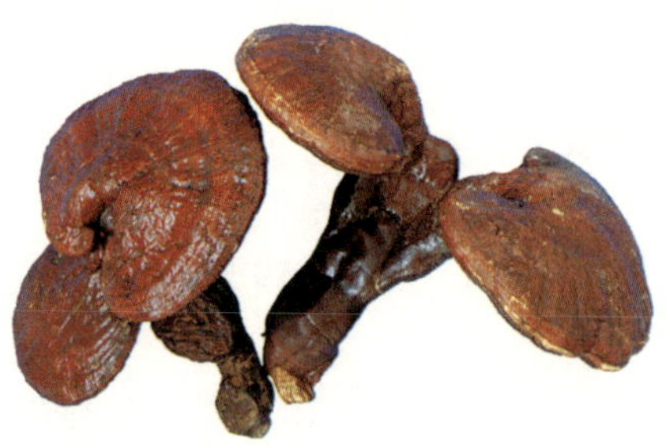
灵芝药材图

# 土人参

【壮　　名】Gocaenghnaengh

【别　　名】锥花土人参，假人参，飞来参，参草，土洋参。

【来　　源】为马齿苋科植物锥花土人参 *Talinum paniculatum*（Jacq.）Gaertn. 的根、叶。

【植物形态】草本。主根粗壮有分枝，外表棕褐色。茎直立。叶互生，倒卵形或倒卵状长圆形（第 088 页上图①），长 5～10 cm，宽 2.5～5 cm，先端渐尖或钝圆，全缘，基部狭楔形。圆锥花序；萼片 2 片，早落；花粉红色，花瓣 5 片，倒卵形或椭圆形（第 088 页上图②）；雄蕊 10 枚以上；子房球形。蒴果近球形，熟时黑褐色。（第 088 页上图③）种子多数，细小。

【分　　布】广西主要分布于武鸣、马山、南丹、灌阳、贺州、博白。

【采集加工】全年均可采收，洗净，鲜用或晒干。

【功效主治】通气道，补虚，止咳，调经，止带。主治体虚、咳嗽、纳呆、盗汗、泄泻、肺痨、眩晕、月经不调、带下、缺乳。

【用法用量】内服：煎汤，30～60 g。外用：鲜品适量，捣敷。

【方　　例】1. 肺痨：土人参 30 g，炖鸡服。

2. 血虚：土人参、红药、川芎、熟地各 10 g，水煎服。

3. 盗汗：土人参 50 g，猪肚 100 g，炖服。

4. 泄泻：土人参 50 g，红枣 20 g，水煎服。

5. 肾虚：土人参 60 g，金樱根 60 g，水煎服。

6. 月经不调：土人参 60 g，紫茉莉根、益母草各 30 g，水煎服。

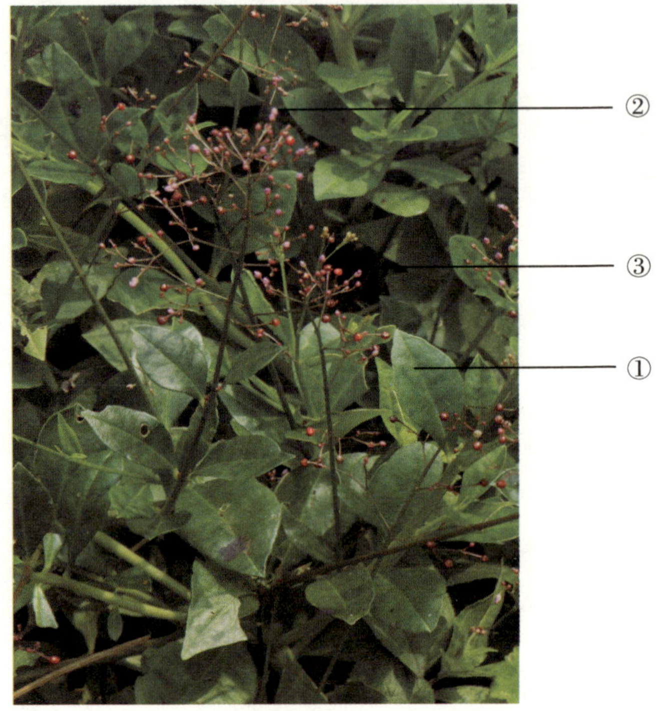


土人参原植物图

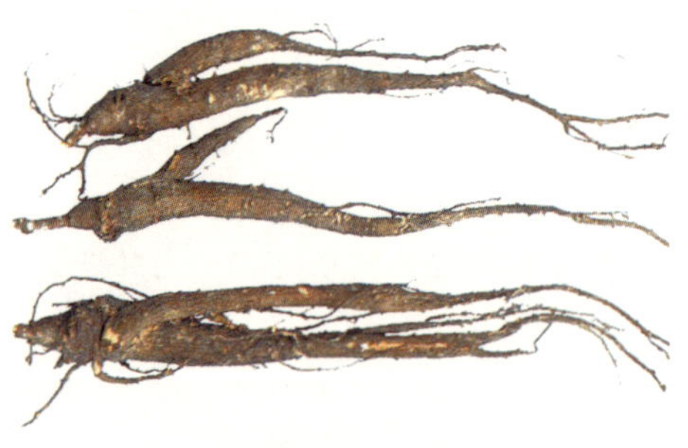

土人参药材图

## 五指毛桃

【壮　　名】Go'ujgyahbizdoj

【别　　名】五指牛奶，土黄芪，土五加皮，母猪奶，掌叶榕，佛掌榕。

【来　　源】为桑科植物裂掌榕 *Ficus simplicissima* Lour. 的根。

【植物形态】小乔木。全株被黄褐色贴伏短硬毛，有乳汁。叶互生，叶片多型，长椭圆状披针形或狭广卵形（第090页上图①），长8～25 cm，宽4～10 cm，先端急尖或渐尖，基部圆形或心形，常具3～5深裂片（第090页上图②），微波状锯齿或全缘，两面粗糙。隐头花序球形（第090页上图③）；雄花、瘿花生于同一花序托内，雄花生于近顶部，花被片4片，线状披针形，雄蕊1～2枚；瘿花花被片与雄花相似，花柱侧生；雌花生于另一花序托内，花被片4片。瘦果椭圆形。

【分　　布】广西主要分布于南宁、平南、藤县、龙州、桂平。

【采集加工】全年均可采收，鲜用或切段、切片晒干。

【功效主治】补虚，祛风毒，除湿毒，通龙路。主治病后虚弱、产后无乳、肺虚咳嗽、慢性肝炎、风湿痹痛、水肿、痢疾、瘰疬、跌打损伤、带下、闭经。

【用法用量】内服：煎汤，30～60 g，或浸酒。外用：适量，煎水洗，或研末调敷。

【方　　例】1. 病后虚弱、盗汗：五指毛桃50 g，山鸡肉100 g，炖服。

2. 产后无乳：五指毛桃50 g，猪蹄100 g，炖服。

3. 咳嗽、慢性支气管炎：五指毛桃60 g，映山红20 g，鱼腥草15 g，羊耳菊10 g，胡颓子叶30 g，水煎服。

4. 慢性肝炎：五指毛桃50 g，黄花倒水莲30 g，茅梅20 g，鸡骨草20 g，白花蛇舌草15 g，毛排钱根10 g，水煎服。

5. 风湿痹痛：五指毛桃根60 g，猪蹄250 g，黄酒100 g，水煎服。

6. 带下：五指毛桃30 g，一匹绸60 g，水煎服。

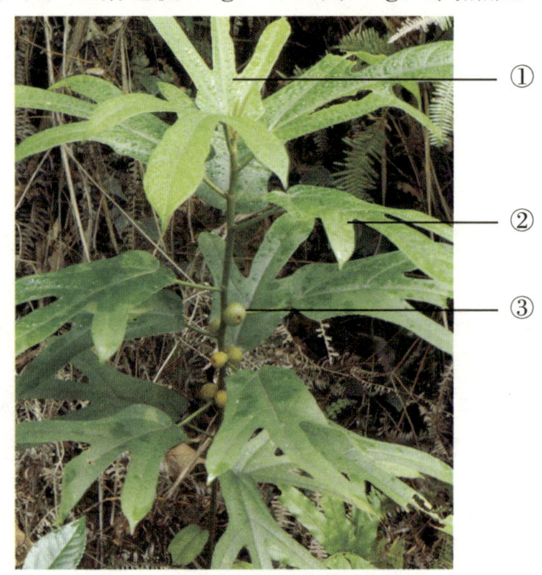


五指毛桃原植物图

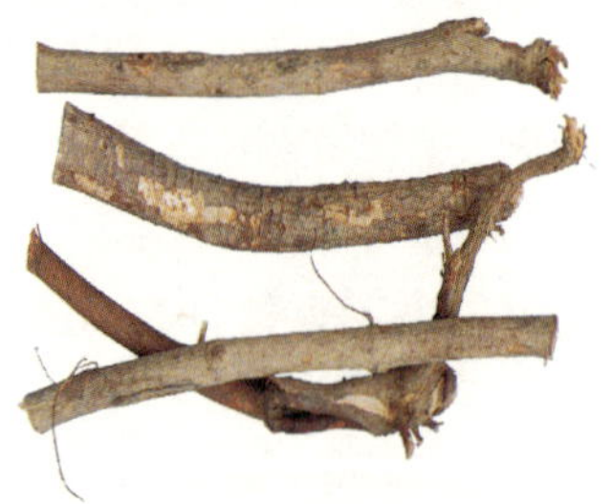

五指毛桃药材图

# 第二节　补血药

## 何首乌

【壮　　名】Gohwzcoujvuh

【别　　名】田猪头，铁秤砣，赤首乌，山首乌，药首乌。

【来　　源】为蓼科植物何首乌 *Polygonum multiflorum* Thunb. 的块根。

【植物形态】缠绕藤本。块根肥厚，外表红褐色至暗褐色。茎中空。叶互生，具长柄；托叶鞘膜质，褐色；叶片狭卵形或心形（第 092 页上图①），长 4～8 cm，宽 2.5～5 cm，先端渐尖，基部心形或箭形（第 092 页上图②），全缘或微带波状。圆锥花序；花小，花被绿白色（第 092 页上图③），外面 3 片的背部有翅；雄蕊 8 枚，不等长；雌蕊 1 枚，柱头 3 裂，头状。瘦果椭圆形，有 3 棱，黑色，光亮，外包宿存花被，花被具明显的 3 翅。

【分　　布】广西主要分布于南宁、崇左、百色、南丹、平乐、贺州、藤县。

【采集加工】春、秋两季采挖，洗净，个大的切块，晒干。生用或用黑豆汁制。

【功效主治】补气血，益肝肾，通龙路、火路，润肠通便。主治血虚、肝炎、眩晕、心悸、失眠、腰膝酸软、须发早白、耳鸣、遗精、便秘。

【用法用量】内服：煎汤，10～20 g，或熬膏，或浸酒，或入丸、散剂。外用：适量，煎水洗，研末撒或调涂。

【方　　例】1. 气虚、血虚：何首乌、黄花倒水莲、鸡血藤、土党参各 15 g，水煎服。

2. 神经衰弱、多汗：何首乌 20 g，山药、土人参各 15 g，甲鱼 100 g，炖服。

3. 眩晕、腰膝酸软：何首乌 10 g，枸杞子 20 g，黄花倒水莲 30 g，山鸡肉 100 g，炖服。

4. 高脂血症：何首乌 20 g，水煎服。

5. 慢性肝炎：何首乌 15 g，黄花倒水莲 20 g，鸡骨草 15 g，水煎服。

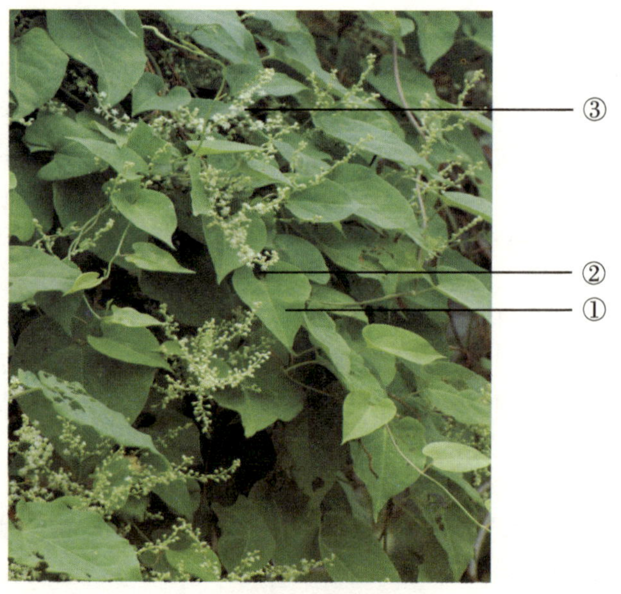


何首乌原植物图

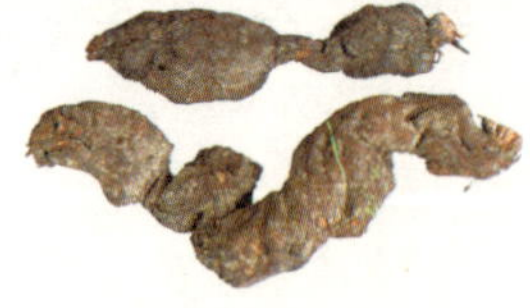

何首乌药材图

## 龙眼肉

【壮　　名】Nohmakngan

【别　　名】比目，亚荔枝，圆眼，蜜脾，元眼肉，桂圆。

【来　　源】为无患子科植物龙眼 *Dimocarpus longan* Lour. 的假种皮。

【植物形态】乔木。偶数羽状复叶，互生，小叶 4～5 对，长圆状椭圆形至长圆状披针形（第 094 页上图①），两侧常不对称，长 6～15 cm，宽 2.5～5 cm，先端渐尖，有时稍钝头。花序密被星状毛；萼片近革质，三角状卵形，5 片；花瓣 5 片，乳白色，披针形；雄蕊 8 枚。果近球形，核果状，外面稍粗糙，或少有微凸的小瘤体。（第 094 页上图②）种子茶褐色，光亮，全部被肉质的假种皮包裹。

【分　　布】广西桂东、桂南、桂中等地均有栽培。

【采集加工】果实成熟后采收。晴天倒于晒席上，晒至半干后再用烘焙炉烘干，到七八成干时剥取假种皮，继续晒干或烘干，或将果实放入开水中煮 10 分钟，捞出摊放，使水分散失，再用火烤一昼夜，剥取假种皮，晒干。

【功效主治】补气血，安心神。主治惊悸、失眠、眩晕、水肿、虚劳、月经不调、崩漏。

【用法用量】内服：煎汤，10～15 g（大剂量 30～60 g），或熬膏，或浸酒，或入丸、散剂。

【方　　例】1. 身体虚弱：龙眼肉 200 g，浸酒分次服。

2. 失眠：龙眼肉、酸枣仁、茯神各 10 g，远志 9 g，水煎服。

3. 眩晕：龙眼肉、白芍药、当归各 10 g，五味子 6 g，水煎服。

4. 月经不调：龙眼肉 12 g，党参、黄芪、鸡血藤各 15 g，旱莲草 10 g，水煎服。

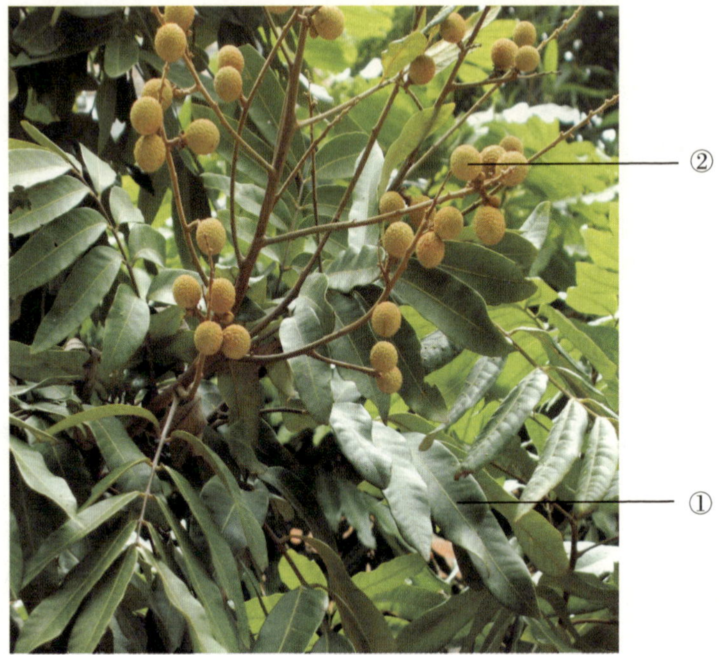


龙眼原植物图

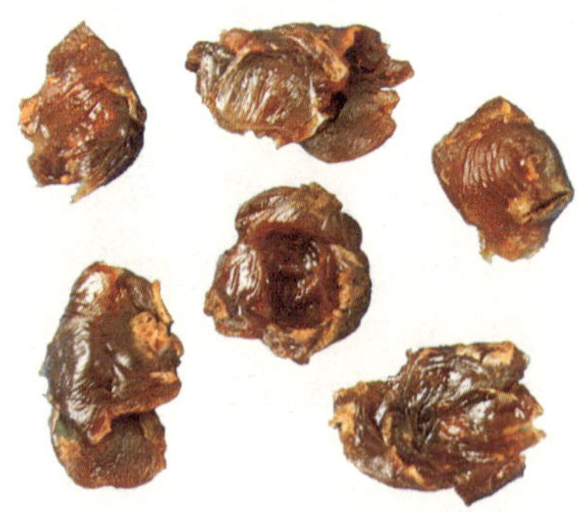

龙眼肉药材图

## 桃金娘

【壮　　名】Maknimh

【别　　名】岗稔，山稔，当梨根，山旦仔，稔子树，豆稔。

【来　　源】为桃金娘科植物桃金娘 *Rhodomyrtus tomentosa*（Ait.）Hassk. 的果实。

【植物形态】灌木。叶对生，叶片革质，椭圆形或倒卵形（第 096 页上图①），长 3～8 cm，宽 1～4 cm，先端圆或钝，基部阔楔形，全缘，离基三出脉，直达先端且相结合。花单生，紫红色；花萼管倒卵形，有灰毛，裂片 5 片，近圆形，宿存（第 096 页上图②）；花瓣 5 片，倒卵形；雄蕊红色，多数；子房下位，3 室，柱头扩大。浆果卵状壶形，熟时紫黑色。（第 096 页上图③）

【分　　布】广西主要分布于南宁、百色、河池、柳州等地。

【采集加工】秋季果实成熟时采收，沸水烫过，晒干。

【功效主治】通龙路、火路，补血，止血。主治贫血、血证、遗精、带下、痢疾、脱肛、烫伤。

【用法用量】内服：煎汤，干品 15～30 g，鲜品加倍，或浸酒。外用：适量，烧存性，研末调敷。

【方　　例】1. 血虚：桃金娘 1 kg，焙干，蒸晒 3 次，用好酒1000 mL浸一星期后，每日服 3 次，每次服30 mL。

2. 痢疾：桃金娘 30 g，水煎加蜂蜜调服。

3. 吐血、便血：桃金娘 20 g，水煎服。

4. 脱肛：桃金娘 30 g，猪肚 100 g，炖服。

5. 血崩、带下：桃金娘适量，炒黑如炭，研末，每次服 20 g，开水冲服。

6. 外伤出血、烫伤：桃金娘适量，捣烂敷患处，或烧存性，研末，调抹患处。

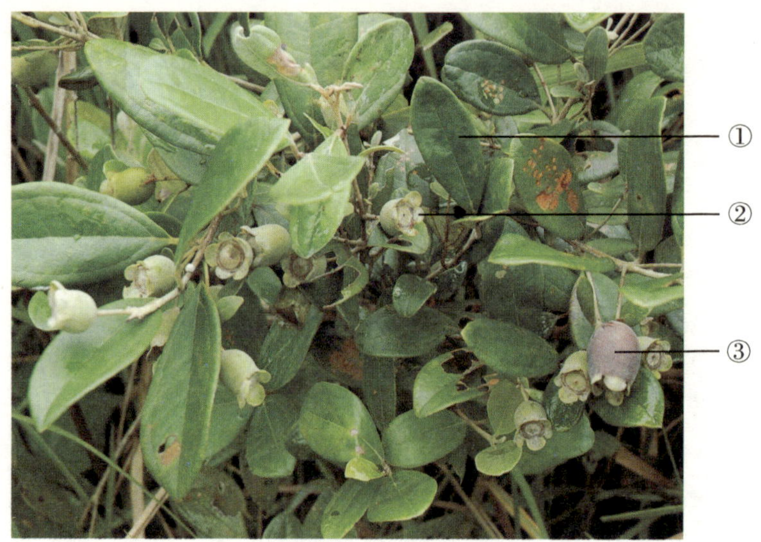


桃金娘原植物图

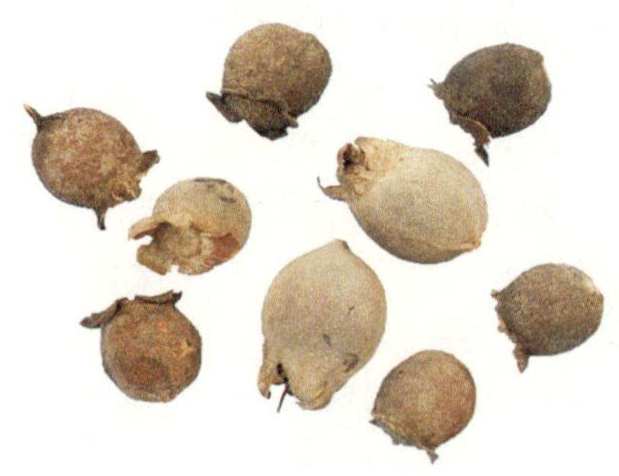

桃金娘药材图

# 第三节　补阴药

## 旱莲草

【壮　　名】Haekmaegcauj

【别　　名】黑墨草，墨旱莲，旱莲子，白旱莲，旱莲蓬，莲草。

【来　　源】为菊科植物鳢肠 *Eclipta prostrata*（L.）Linn. 的全草。

【植物形态】草本。全株被白色粗毛，折断后流出的汁液呈蓝黑色。叶对生，叶片线状椭圆形至披针形（第 098 页上图①），长 3～10 cm，宽 0.5～2.5 cm，全缘或稍有细齿，两面均被白色粗毛。头状花序（第 098 页上图②）；总苞钟状，总苞片 5～6 片，花托扁平，着生少数舌状花及多数管状花；舌状花雌性，花冠白色（第 098 页上图②）；管状花两性，黄绿色（第 098 页上图③）。瘦果黄黑色，无冠毛。

【分　　布】广西各地均有分布。

【采集加工】采收全株后去根，除净泥沙，晒干或阴干即可。

【功效主治】滋补肝肾，清热解毒，凉血，止血。主治眩晕、神经衰弱、肝炎、痢疾、湿疹、疮疡、须发早白、各种血证。

【用法用量】内服：煎汤，9～30 g，或熬膏，或捣汁，或入丸、散剂。外用：鲜品适量，捣敷，或捣烂塞鼻，或研末敷。

【方　　例】1. 吐血、衄血、咳血：旱莲草 30 g，荷叶

15 g，干侧柏叶 6 g，水煎服。

2. 消化道出血：旱莲草 30 g，灯芯草 5 g，水煎服。

3. 淋证：旱莲草、车前子、金银花、土茯苓各 15 g，水煎服。

4. 痢疾：旱莲草、鸡矢藤、毛算盘、地榆、蛇莓各 15 g，水煎服。

5. 水田皮炎：鲜旱莲草适量，捣烂外搽手脚，搽至皮肤稍发黑，稍等干后即可下田劳动。

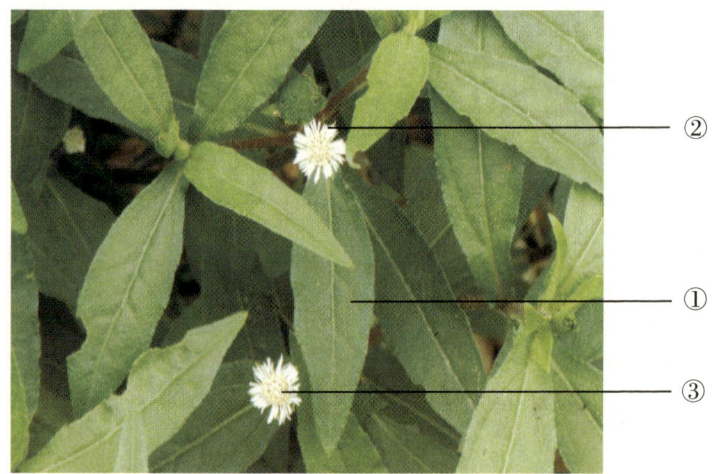


旱莲草原植物图

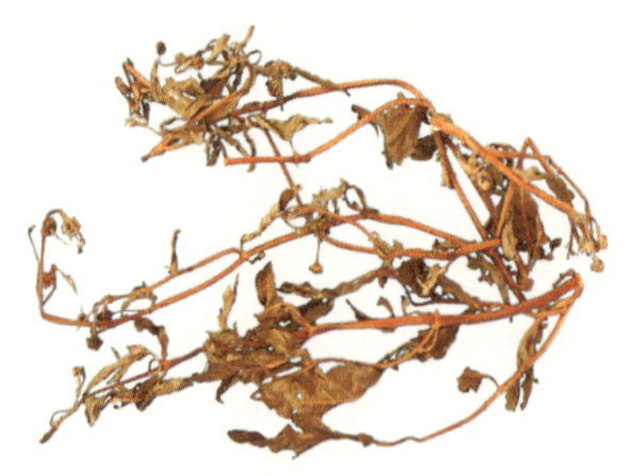

旱莲草药材图

## 黄　精

【壮　　名】Ginghsw

【别　　名】山姜，山捣白，大黄精。

【来　　源】为百合科植物多花黄精 *Polygonatum cyrtonema* Hua.、滇黄精 *Polygonatum kingianum* Coll. et Hemsl. 或黄精 *Polygonatum sibiricum* Red. 的根茎。

【植物形态】草本。根状茎肥厚，常呈连珠状或结节状膨大。叶互生，椭圆形、卵状披针形至矩圆状披针形（第 100 页上图①），长 6～18 cm，宽 3～8 cm，先端尖至渐尖。花序腋生，通常 2～4 朵成短聚伞形花序（第 100 页上图②）；花被筒状，黄绿色，裂片 6 片（第 100 页上图③）；雄蕊 6 枚，着生在花被管中部或上部以上处，具乳头状突起短绵毛，顶端稍膨大，具囊状突起；花柱为子房长的 2 倍以上。浆果球形，成熟时黑色。

【分　　布】广西各地均有栽培。

【采集加工】夏、秋季采收，洗净，切片，晒干。

【功效主治】补阴虚。主治病后体虚、乏力、咳嗽、消渴、眩晕、腰膝酸软、阳痿、耳鸣目暗、须发早白。

【用法用量】内服：煎汤，干品 10～30 g，鲜品 30～60 g，或入丸、散剂，或熬膏。外用：适量，煎汤洗，或熬膏涂，或浸酒搽。

【方　　例】1. 体虚：黄精 20 g，瘦猪肉 100 g，炖服。

2. 糖尿病：黄精 20 g，黄芪、麦冬、生地、天花粉各 15 g，山萸肉、白术、甘草各 10 g，水煎服。

3. 遗精：黄精适量，金樱子、磨盘根、地桃花各 30 g，水煎服。

4. 小儿下肢痿软：黄精 20 g，冬蜜糖 30 g，炖服。

5. 胸痹：黄精、首乌各 12 g，柏子仁 10 g，菖蒲、郁金各 6 g，元胡 3 g，水煎服。

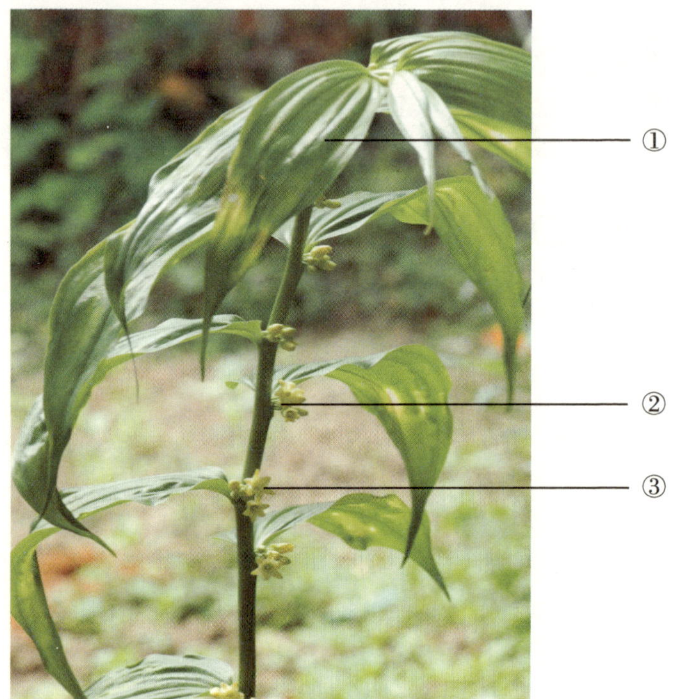


黄精原植物图

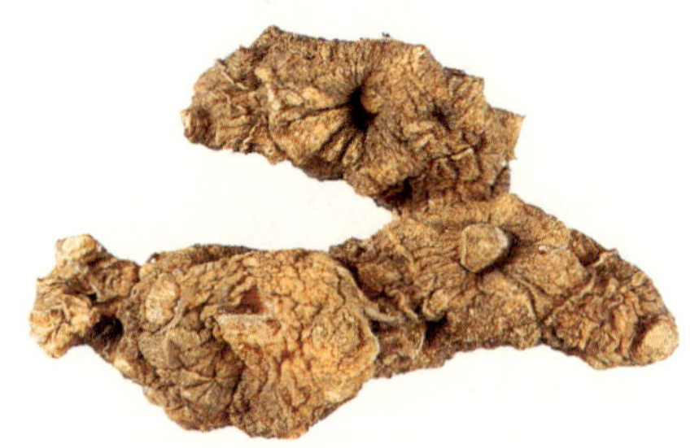

黄精药材图

# 甲 鱼

【壮　　名】Bajnaemq

【别　　名】团鱼，神守，鳖甲，圆鱼，脚鱼。

【来　　源】为鳖科动物中华鳖 *Trionyx sinensis*（Wiegmann）的全体。

【动物形态】体呈椭圆形或近卵圆形。头尖，吻长，吻突呈短管状，鼻孔位于吻突前端（第 102 页上图①），上下颌缘覆有角质硬鞘，无齿，眼小。背腹甲均无角质板而被有革质软皮，边缘具柔软的较厚结缔组织。（第 102 页上图②）背面皮肤有突起小疣，背部中央稍凸起。（第 102 页上图③）椎板 8 对，肋板 8 对，无臀板。四肢较扁平，前肢有 5 根趾，内侧三趾有外露的爪，外侧两趾的爪全被皮肤包裹而不外露，后肢趾间具蹼且发达。（第 102 页上图④）

【分　　布】广西各地均有养殖。

【采集加工】全年均可捕捉。杀死后，置沸水中烫至甲上的硬皮能剥落时取出，剥取背甲，除去残肉，晒干。

【功效主治】补阴虚、气虚，通龙路。主治阴虚发热、体质虚弱、小儿惊痫、症瘕、闭经、崩漏。

【用法用量】内服：煎汤，甲片 10～30 g，甲鱼肉适量。外用：适量，烧存性，研末掺或调敷。滋阴潜阳宜生用，软坚散结宜醋炙。

【方　　例】1. 肺虚：甲鱼 1 只，川贝母 10 g，炖服。

2. 阴虚发热：鳖甲常与青蒿、生地、牡丹皮、知母等配伍用。

3. 阴虚多汗：甲鱼肉 50 g，党参、沙参、玉竹、川芎、白芷各 10 g，炖服。

4. 肾虚：甲鱼 500 g，山药片 40 g，桂圆肉 20 g，炖服。

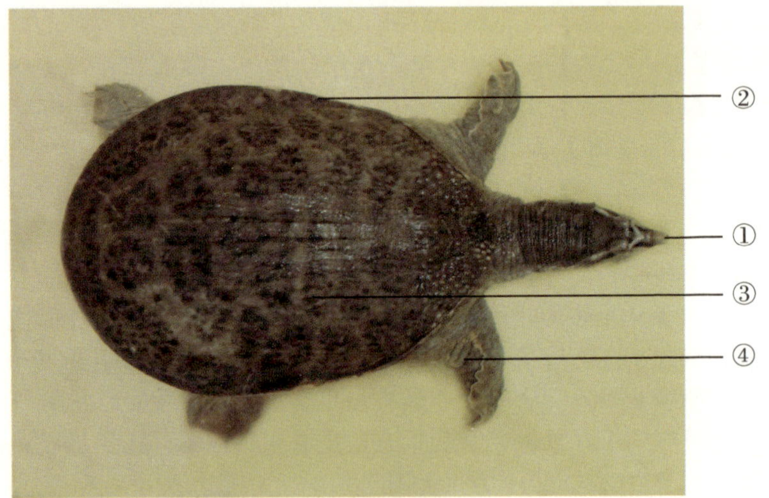


甲鱼原动物图

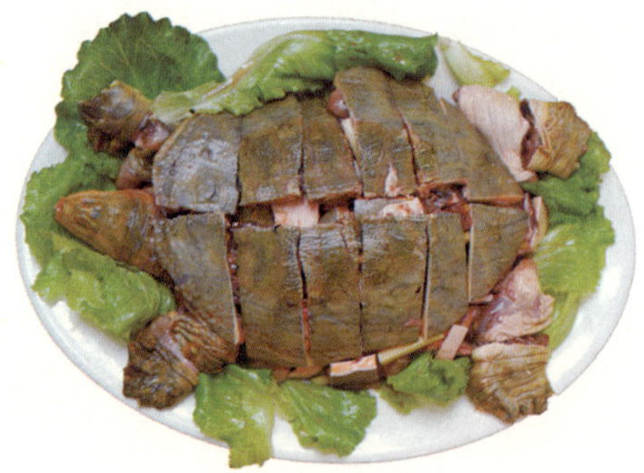

甲鱼药材图

## 龟　板

【壮　　名】Bajbyaj

【别　　名】龟，水龟，龟甲，龟壳，龟筒，龟底甲，龟腹甲，乌龟壳。

【来　　源】为龟科动物乌龟 *Chinemys reevesii*（Gray）的甲壳。

【动物形态】体呈扁椭圆形，背腹均有硬甲。吻端尖圆，颌无齿而具角质硬喙。（第 104 页上图①）背、腹甲的上面为表皮形成的角质板，下面为真皮起源的骨板，背甲棕褐色或黑色。椎角板 5 块，第一块前宽后窄；两侧对称排列肋角板各 4 块；缘角板每侧 11 块。（第 104 页上图②）腹甲淡黄色。喉角板 2 块，呈三角形；肱角板 2 块，外缘宽凸；胸、腹角板各 2 块，均较大；股角板 2 块；肛角板 2 块。四肢较扁平，前肢具 5 趾及爪，后肢具趾，除第五趾无爪外余皆有爪，趾间具蹼。（第 104 页上图③）尾较细，尾部背面棕褐色。（第 104 页上图④）

【分　　布】广西各地均产，以邕宁、玉林等地较多。

【采集加工】全年均可捕捉。将捕获的活龟杀死，除去筋骨。龟甲洗净晒干，称“血板”，煮后晒干，称“烫板”。

【功效主治】调巧坞，调龙路，补肾虚。主治低热、盗汗、遗精、眩晕、腰膝痿弱、惊悸、失眠、健忘、崩漏。

【用法用量】内服：煎汤（先煎），10～30 g，或熬膏，或入丸、散剂。外用：适量，烧灰存性，研末掺或油调敷。

【方　　例】1. 长期低热：龟板 15 g，生地、麦冬各 10 g，黄连 5 g，水煎服。

2. 早泄：生龟板、炙生鳖甲各 30 g，火麻仁、甘草、白芍、阿胶各 15 g，生地、麦冬、生牡蛎各 20 g，水煎服。

3. 小儿遗尿：龟板、龙骨、熟地各 10 g，桑螵蛸、益智仁、煅牡蛎、当归各 15 g，山药 20 g，乌药 6 g，五味子 5 g，水煎服。

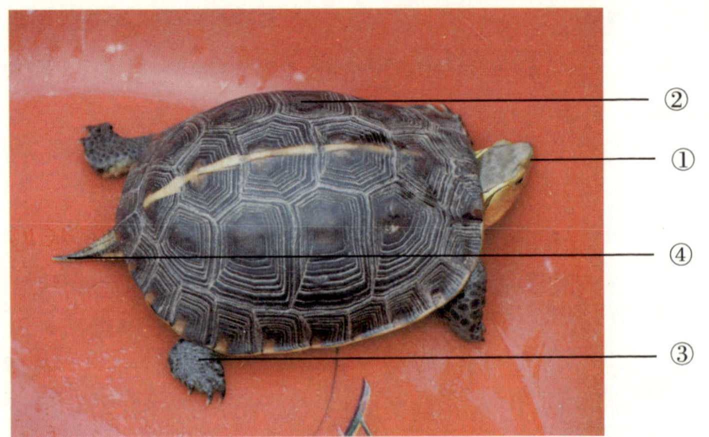


乌龟原动物图

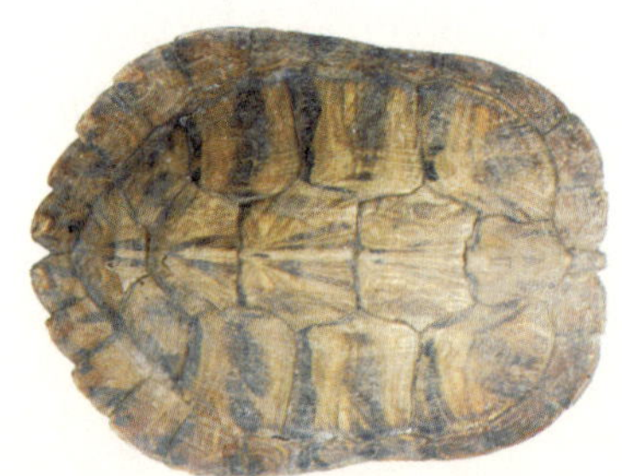

龟板药材图

# 第四节　补阳药

## 金毛狗脊

【壮　　名】Gobwnma

【别　　名】黄狗头，毛狗儿，金丝毛。

【来　　源】为蚌壳蕨科植物金毛狗 *Cibotium barometz* (L.) J. Smith 的根茎。

【植物形态】根状茎横卧，粗壮，密生金黄色节状长柔毛。叶柄粗壮，下部棕紫色；叶大，叶片革质或厚纸质，宽卵形（第 106 页上图①），长达 2 m，宽 80～110 cm；三回羽状深裂，羽片 10～15 对，狭长圆形（第 106 页上图②）；二回羽片 18～24 对，线状披针形（第 106 页上图③）；末回裂片23～25 对，狭长圆形或略呈镰刀形，边缘有钝齿。孢子囊群位于裂片下部边缘，生于小脉顶端，囊群盖两瓣，形如蚌壳，长圆形。

【分　　布】广西主要分布在南宁、龙胜、平南、桂平、藤县、玉林。

【采集加工】秋、冬两季采挖，除去泥沙，晒干，或去硬根叶柄及金黄色绒毛，切厚片，晒干，为“生狗脊片”；水煮或蒸后，晒至六七成干，切厚片，干燥，为“熟狗脊片”。

【功效主治】补肾阳，强腰膝，祛风湿，利关节。主治肾虚腰痛、足膝软弱无力、风湿痹痛、跌打损伤、小便频数、遗精、带下。

【用法用量】内服：煎汤，10～15 g，或浸酒。外用：鲜品适量，捣烂外敷。

【方　　例】1. 体虚腰痛：金毛狗脊、杜仲、续断各15 g，威灵仙、独活各9 g，牛膝6 g，用白酒500 mL浸泡，7日后饮服，每次20 mL，每日2次。

2. 小便频数：金毛狗脊根茎、大夜关门、小地棕根各15 g，猪肉适量，炖服。

3. 跌打损伤、风湿痹痛：金毛狗脊、骨碎补各60 g，当归30 g，红花24 g，研末，每次服15 g，用黄酒冲服。

4. 外伤出血：伤口消毒后，用金毛狗脊根茎上的茸毛适量敷贴创面。

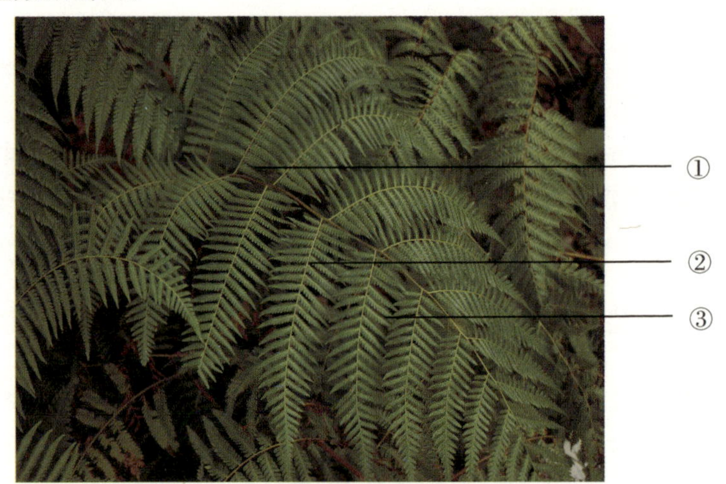


金毛狗脊原植物图

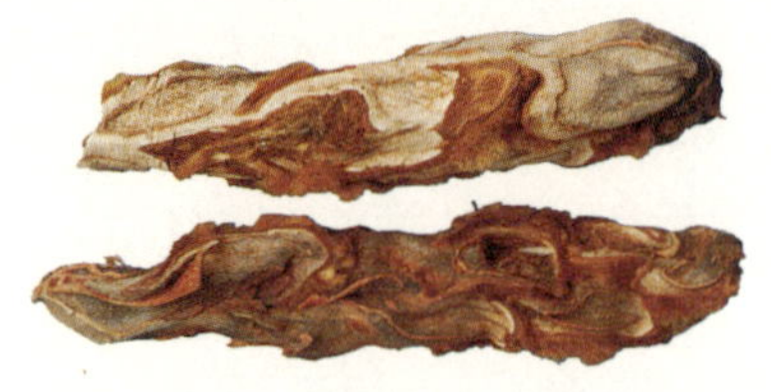

金毛狗脊药材图

## 千斤拔

【壮　　名】Gociengaenmbawlaux

【别　　名】老鼠尾，牛大力，千里马，一条根，吊马桩，金牛尾。

【来　　源】为豆科植物千斤拔 *Moghania Philippinensis* (Merr. et Rolfe) 的根。

【植物形态】半灌木。分枝有柔毛。小叶 3 片，顶生小叶卵状披针形（第 108 页上图①），长 4～8 cm，宽 2～3 cm，先端钝，基部圆形，上面被短疏毛，下面密生柔毛；侧生小叶较小，基出脉 3 条，偏斜（第 108 页上图②）；叶柄有毛。总状花序腋生，花密；萼 5 齿裂，披针形；花冠紫红色，旗瓣椭圆形，基部变狭，无明显爪；雄蕊 10 枚，二体。荚果矩圆形（第 108 页上图③）。

【分　　布】广西各地均有分布。

【采集加工】全年均可采收，切段，晒干。

【功效主治】通调龙路，祛风毒，除湿毒，补阳虚，强筋骨。主治风湿痹痛、跌打损伤、偏瘫、瘴毒、咳嗽、阳痿、水肿、痛经、月经不调、带下、湿疹等。

【用法用量】内服：煎汤，10～30 g，或浸酒。外用：研末撒于患处，或捣烂外敷。

【方　　例】1. 腰痛：千斤拔 15 g，草鞋根、杜仲、马尾蕨、马连鞍各 10 g，水煎服。

2. 跌打损伤：千斤拔 20 g，酒、水各半煎服。

3. 咳嗽、阳痿、偏瘫：千斤拔根 30 g，水煎服，或与猪骨炖服。

4. 气血虚：千斤拔、黄花倒水莲、土党参各 15 g，水煎服。

5. 水肿：千斤拔 30 g，酒磨服。

6. 带下：千斤拔 20 g，瘦猪肉 60 g，加水同炖，去渣，食肉喝汤。

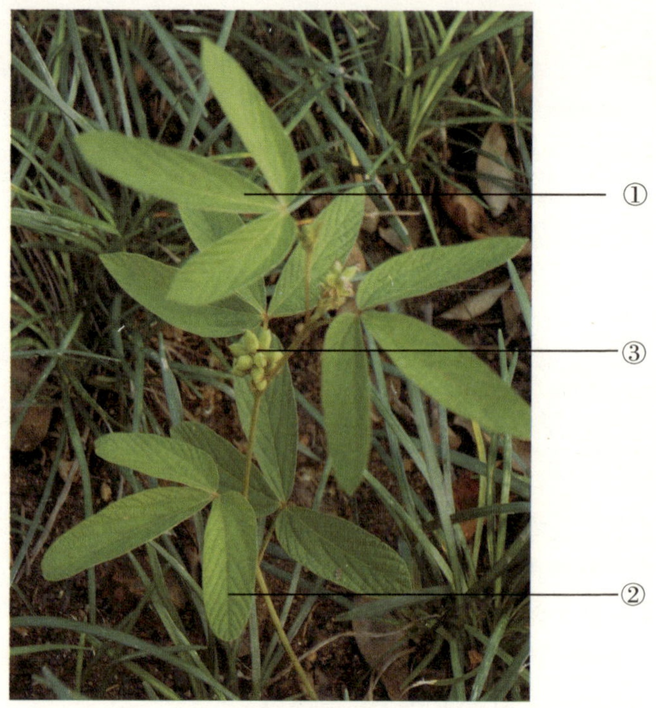


千斤拔原植物图

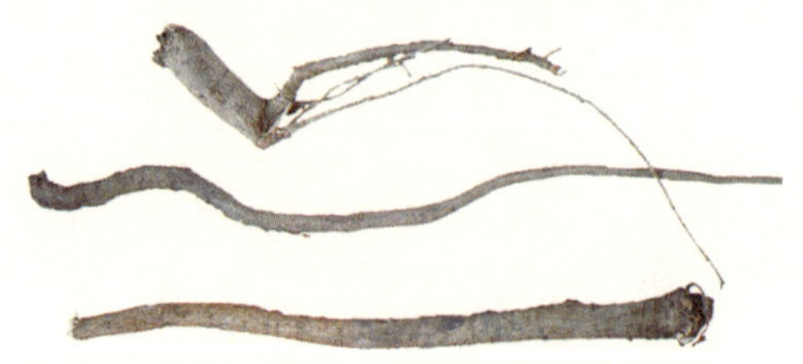

千斤拔药材图

## 仙 茅

【壮　　名】Senhmauz

【别　　名】独茅根，茅爪子，小地棕根，地棕根，黄茅参，独脚黄茅，仙茅参。

【来　　源】为仙茅科或石蒜科植物仙茅 *Curculigo orchioides* Gaertn. 的根茎。

【植物形态】草本。根茎近圆柱状。肉质须根丛生，具环状横纹。叶基生，叶片线形、线状披针形或披针形（第110页上图①），长10～45 cm，宽5～25 mm，先端长渐尖，基部下延成柄（第110页上图②）。花茎甚短，大部分藏于鞘状叶柄基部之内；苞片披针形，膜质；总状花序呈伞房状；花黄色，下部花筒线形，上部6裂，裂片披针形（第110页上图③）；雄蕊6枚；柱头3裂，子房狭长。浆果近纺锤状，先端有长喙。

【分　　布】广西主要分布于永福、灌阳、贺州、藤县、平南、桂平、玉林、上思、南宁、龙州、乐业、南丹、罗城。

【采集加工】在10月倒苗后至春季末发芽前采挖。把根茎全部挖起，抖净泥土，除尽残叶及须根晒干。

【功效主治】有小毒。补肾虚，壮阳，除寒毒、湿毒。主治体虚、更年期综合征、腹痛、腰痛、阳痿、遗尿、筋骨软弱。

【用法用量】内服：煎汤，3～10 g，或入丸、散剂，或浸酒。外用：鲜品适量，捣敷。

【方　　例】1. 阳痿、耳鸣：仙茅、金樱子根及果实各10 g，炖肉服。

2. 遗尿：仙茅30 g，泡酒，每天饮用适量。

3. 小儿疳积：仙茅10 g，桂党参10 g，与瘦猪肉炖，分两次服。

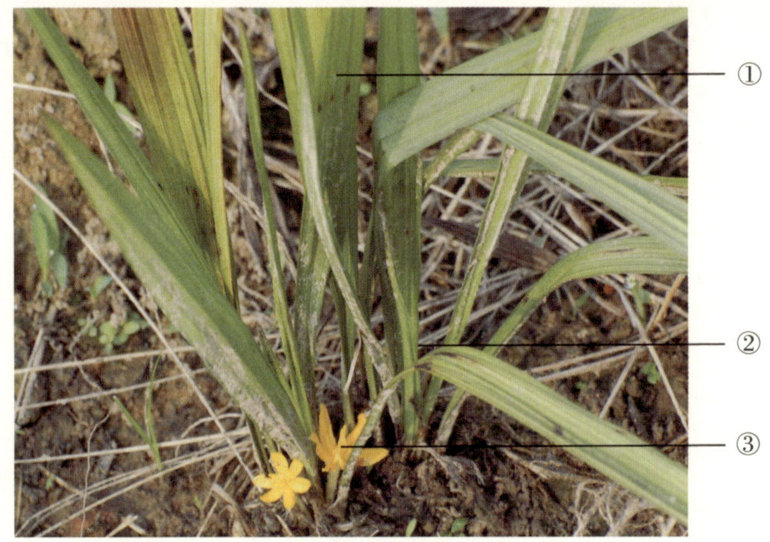


仙茅原植物图

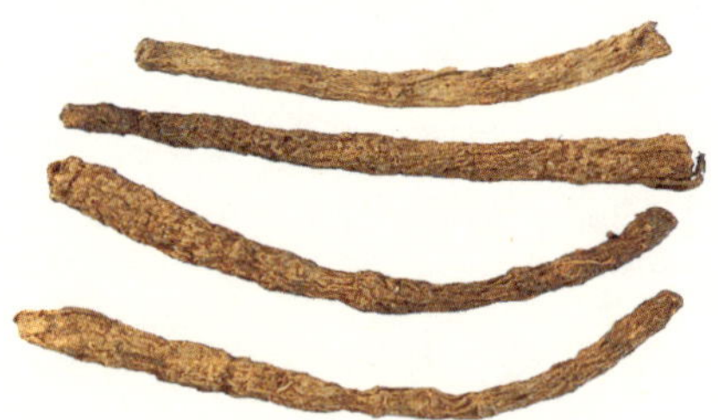

仙茅药材图

# 第三章 调气药

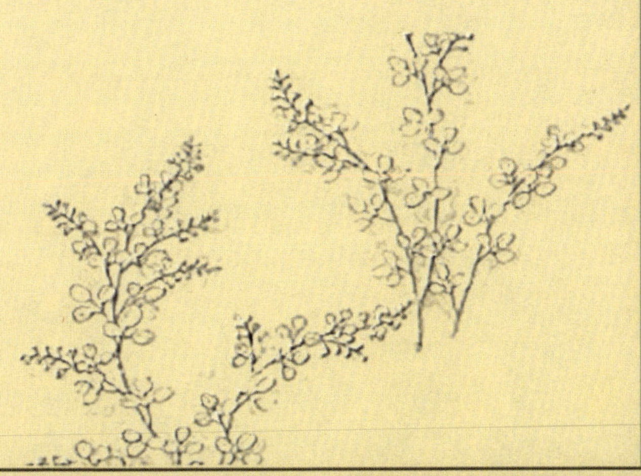

## 假 蒌

【壮　　名】Gogaqlaeuj

【别　　名】假蒟，臭蒌，山蒌，大柄蒌，马蹄蒌，钻骨风。

【来　　源】为胡椒科植物假蒟 *Piper sarmentosum* Roxb. 的茎、叶或全株。

【植物形态】草本。揉之有香气。茎节膨大，常生不定根。叶互生，下部的叶阔卵形或近圆形（第 114 页上图①），长 7～14 cm，宽 6～13 cm，先端短尖，基部浅心形，叶脉5～7 条（第 114 页上图②）；上部的叶小，卵形至卵状披针形。花单性，雌雄异株，无花被；穗状花序（第 114 页上图③）；雄花有雄蕊 2 枚；雌花苞片稍大，柱头 3～5 枚。浆果近球形，具角棱，下部嵌生于花序轴中。

【分　　布】广西主要分布于防城港、凌云、岑溪、博白等地。

【采集加工】春、夏季采收，洗净，鲜用或晒干。

【功效主治】调气机，通龙路、火路，除湿毒，调水道，止疼痛。主治痧病、风湿痹痛、腹痛、泄泻、水肿、跌打损伤。

【用法用量】内服：10～15 g，水煎服，或浸酒内服外搽。外用：捣敷或煎水洗。

【方　　例】1. 咳嗽：假蒌叶 15 g，猪肺 100 g，炖服。

2. 胃痛：假蒌全草 15 g，狗肉适量，炖服。

3. 风湿痹痛：假蒌全草 9～15 g，水煎服。

4. 腹痛：鲜假蒌叶 15 g，水煎服。

5. 跌打损伤：鲜假蒌叶适量，捣烂敷患处。

6. 水肿：假蒌叶、土党参各 15 g，水煎服。

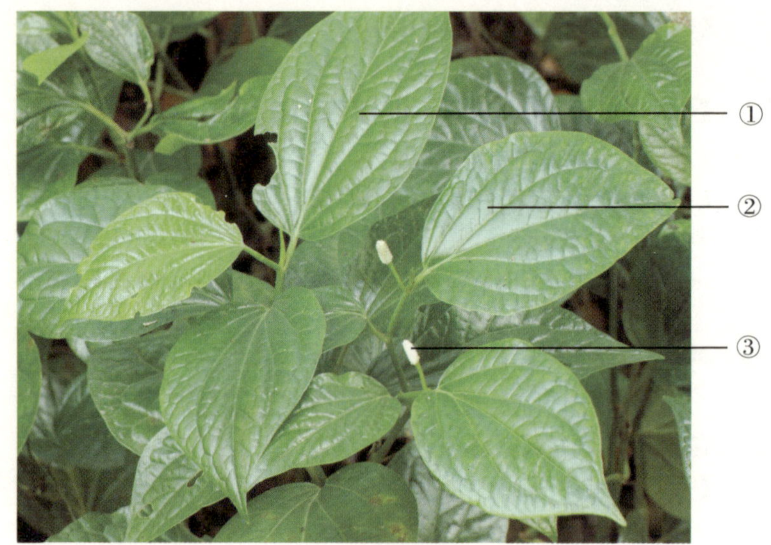


假蒌原植物图

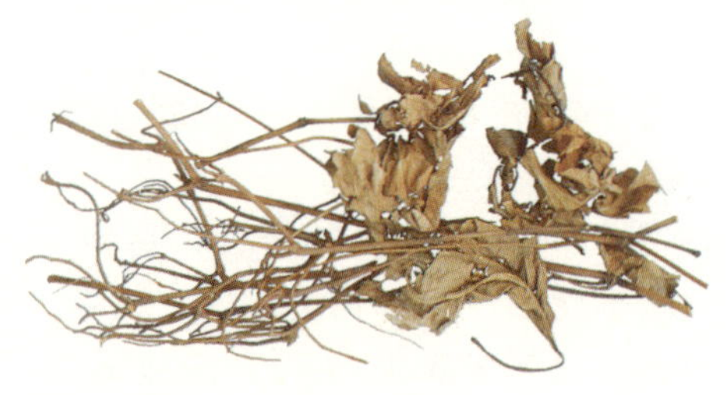

假蒌药材图

# 荔枝核

【壮　　名】Makcij

【别　　名】荔支，荔枝子，离枝，丹荔，火山荔，丽枝，勒枝。

【来　　源】为无患子科植物荔枝 *Litchi chinensis* Sonn. 的种子。

【植物形态】乔木。偶数羽状复叶，小叶 2 对或 3 对，叶片披针形或卵状披针形（第 116 页上图①），长 6～15 cm，宽 2～4 cm，先端骤尖或尾状短渐尖，全缘，无毛，薄革质或革质。圆锥花序顶生，阔大，多分枝；花单性，雌雄同株；萼浅杯状，深 5 裂；花瓣 5 片，基部内侧有阔而生厚毛的鳞片；雄蕊 6～7 枚；子房密被小瘤体和硬毛。果卵圆形至近球形，成熟时通常呈暗红色至鲜红色。（第 116 页上图②）种子被肉质假种皮包裹。

【分　　布】广西主要在桂南地区有栽培。

【采集加工】夏季采摘成熟果实，除去果皮及肉质假种皮，洗净，晒干。

【功效主治】调气机，祛寒毒，止痛。主治疝气、睾丸肿痛、胃痛、痛经、产后腹痛。

【用法用量】内服：煎汤，6～10 g，或研末，1.5～3 g，或入丸、散剂。外用：适量，研末调敷。

【方　　例】1. 小腹冷痛：荔枝核 9 g，小茴香、胡椒各 5 g，水煎服。

2. 疝气：龙眼核 4 粒，荔枝核 2 粒，柚子核 15 粒，焙干共研末，开水冲服。

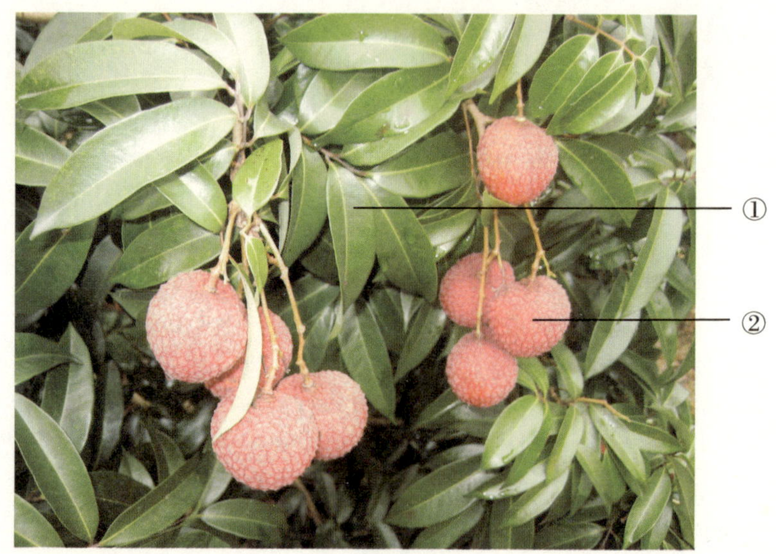


荔枝原植物图

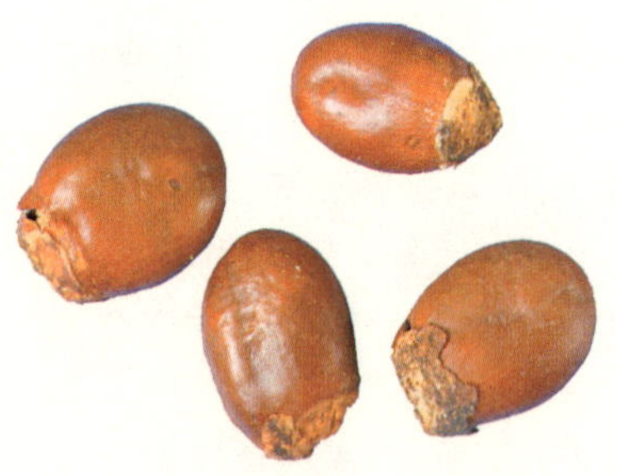

荔枝核药材图

# 乌 药

【壮　　名】Fwnzcenzdongz

【别　　名】天台乌药，矮樟，矮樟根，土木香，鸡骨香，白叶柴。

【来　　源】为樟科植物乌药 *Lindera aggregata*（Sims）Kosterm. 的根。

【植物形态】灌木。根木质，膨大粗壮，略呈连珠状。叶互生，革质，叶柄有毛，叶片椭圆形或卵形（第 118 页上图①），长 3～7.5 cm，宽 1.5～4 cm，先端长渐尖或短尾状，基部圆形或广楔形，全缘，三出脉，中脉直达叶尖。花单性异株；伞形花序腋生；花被 6 片，黄绿色（第 118 页上图②）；雄花有雄蕊 9 枚，3 轮；雌花有退化雄蕊，子房上位，球形，1 室。核果椭圆形或圆形，熟时紫黑色。

【分　　布】广西主要分布于邕宁、玉林、梧州等地。

【采集加工】全年均可采收。选取纺锤形根，洗净，切片，晒干。

【功效主治】调气机，散寒毒，止痛。主治头痛、胸痛、食滞腹胀、反胃吐食、胃寒痛、寒疝、脚气、小便频数、痛经、产后腹痛。

【用法用量】内服：煎汤，5～10 g，或入丸、散剂。外用：适量，研末调敷。

【方　　例】1. 头痛：乌药 10 g，川芎 6 g，水煎服。

2. 心腹气痛：乌药 10 g，橘皮 3 g，紫苏叶 3 g，水煎服。

3. 胃寒痛：乌药、炒香附、良姜各 10 g，小茴香 5 g，水煎服。

4. 疝气：乌药 20 g，升麻 15 g，水煎服。

5. 痛经：乌药 10 g，马鞭草 12 g，水煎服。

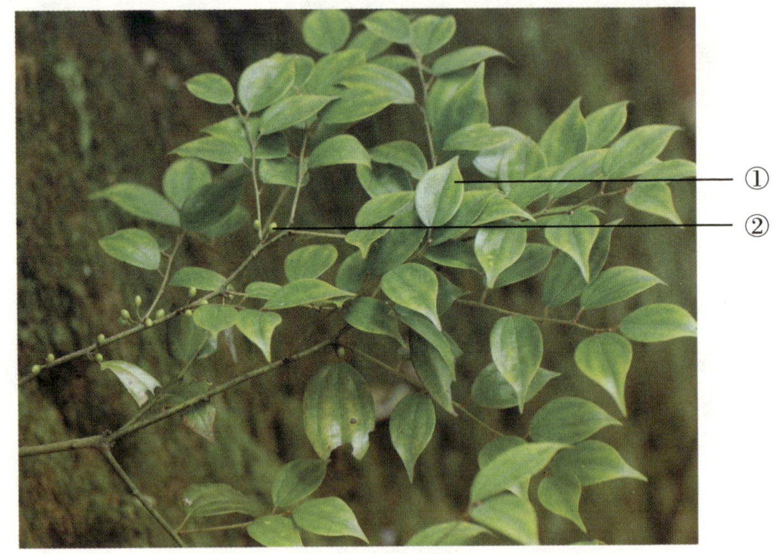


乌药原植物图

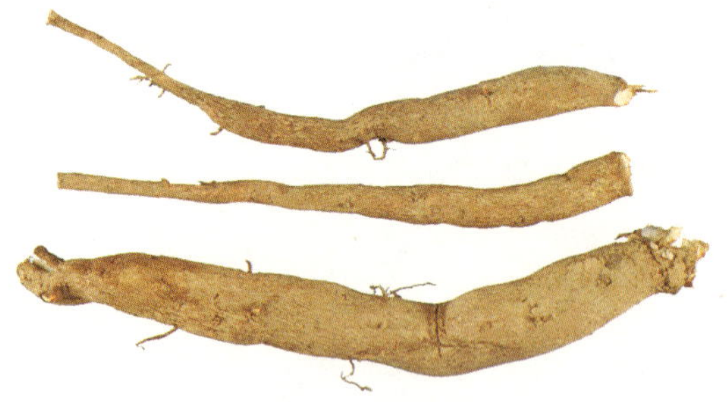

乌药药材图

## 香　附

【壮　　名】Gocenghfuj

【别　　名】莎草根，回头青，野韭菜，隔夜抽，地沟草。

【来　　源】为莎草科植物莎草 *Cyperus rotundus* Linn. 的根茎。

【植物形态】草本。根状茎匍匐延长，部分膨大呈纺锤形，有时数个相连。茎三棱形。叶丛生于茎基部，叶鞘闭合包于茎上（第 120 页上图①），叶片线形（第 120 页上图②），长 20～60 cm，宽 2～5 mm，先端尖，全缘，具平行脉。花序复穗状，3～6 个在茎顶排成伞状（第 120 页上图③），每个花序具 3～10 个小穗，线形；基部有叶片状的总苞；颖 2 列，每颖着生 1 花；雄蕊 3 枚；柱头 3 枚。小坚果长圆状倒卵形。

【分　　布】广西各地均有分布。

【采集加工】挖出后，用火燎去须根，置沸水中略煮或蒸透，取出晒干，称“毛香附”。将毛香附晒至七八成干，用石碾碾轧，碾至毛须去掉后，除去杂质，晒干即为“香附米”。

【功效主治】调气机，调龙路，解郁，调经止痛，安胎。主治胸腹胀痛、嗳气吞酸、恶心呕吐、疝气疼痛、痛经、崩漏、带下、胎动不安。

【用法用量】内服：煎汤，5～10 g，或入丸、散剂。外用：适量，研末调敷。

【方　　例】1. 头痛：香附、川芎各 10 g，水煎服。

2. 痛经：香附 6 g，水煎服。

3. 安胎：香附（炒去毛），研为细末，紫苏水煎浓汤，与香附末 5 g 调服。

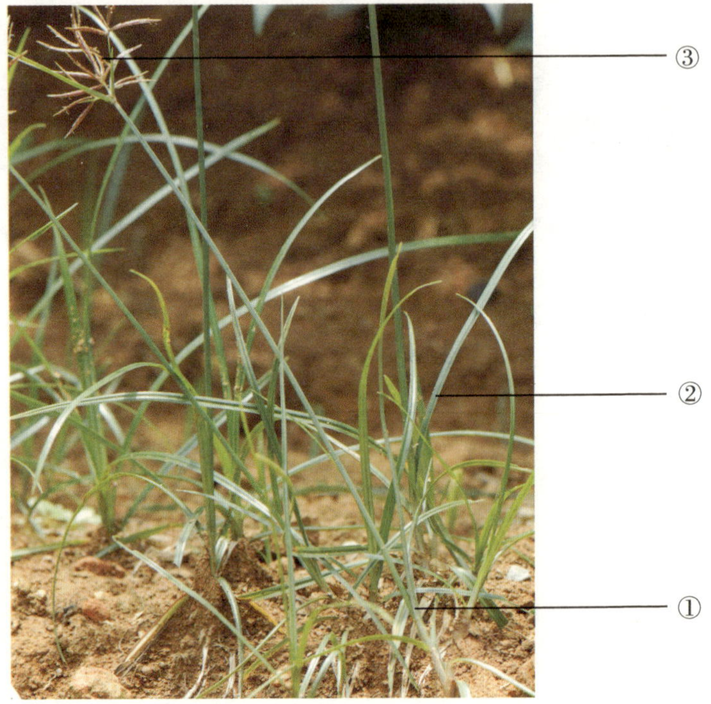


香附原植物图

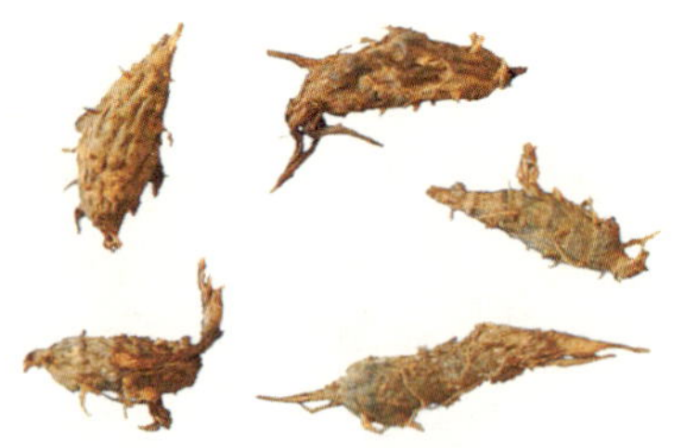

香附药材图

# 【第四章　通调三道药】

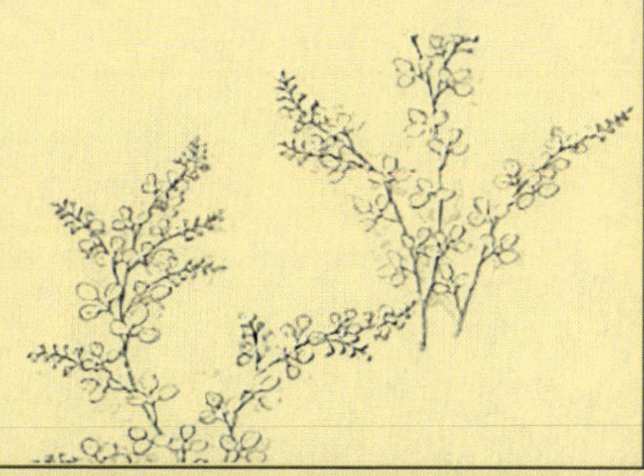

# 第一节　通调气道药

## 罗汉果

【壮　　名】Lozhangoj

【别　　名】拉汉果，假苦瓜，光果木鳖，金不换，罗汉表。

【来　　源】为葫芦科植物罗汉果 *Siraitia grosvenorii* (Swingle) C. Jeffrey ex Lu et Z. Y. Zhang 的果实。

【植物形态】攀缘草本。茎有棱沟。叶片膜质，卵状心形或三角状卵形（第 124 页上图①），长 12～23 cm，宽 5～17 cm，先端渐尖或长渐尖，边缘微波状。卷须二歧。雌雄异株。雄花花序总状，具有短柔毛和黑色疣状腺鳞，萼筒宽钟状，喉部常具有 3 枚长圆形的膜质鳞片，萼裂 5 片，三角形，花冠黄色（第 124 页上图②），被黑色腺点，5 裂片，雄蕊 5 枚，插生于筒近基部；雌花集生在总花梗顶端，花萼、花梗均比雄花大，退化雄蕊 5 枚，子房长圆形，密生黄褐色茸毛。果实球形或长圆形（第 124 页上图③）。

【分　　布】广西桂林、融安、金秀、贺州已将罗汉果作为重要的经济作物进行栽培。

【采集加工】秋季果实由嫩绿变深绿时采摘，晾数天后低温干燥即可。

【功效主治】清热毒，通气道、谷道。主治咳嗽、咽喉炎、扁桃体炎、泄泻、便秘。

【用法用量】内服：煎汤，15～30 g，或同肉炖服，或开水泡。

【方　　例】1. 咳嗽：罗汉果 20 g，猪肺 100 g，炖服。

2. 咳痰：罗汉果、九龙根、十二两银、树上桃、少年红、佛手果、山甘草各 10 g，水煎服。

3. 高血压：罗汉果 6 g，双钩藤、葛根、毛冬青、萝芙木各 10 g，水煎服。

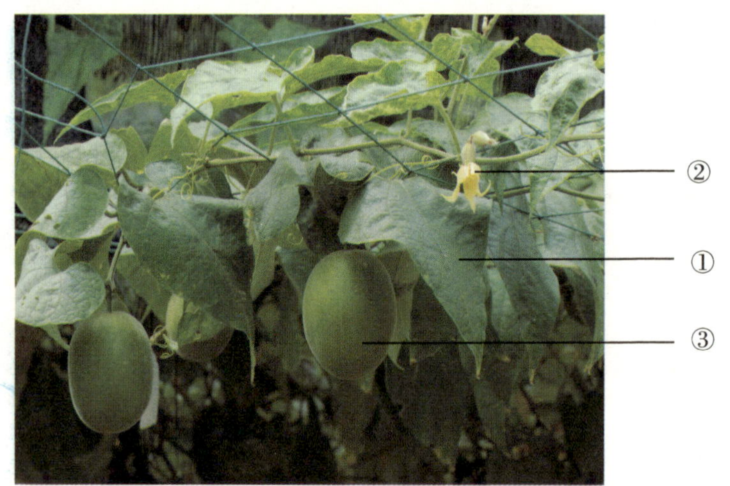


罗汉果原植物图

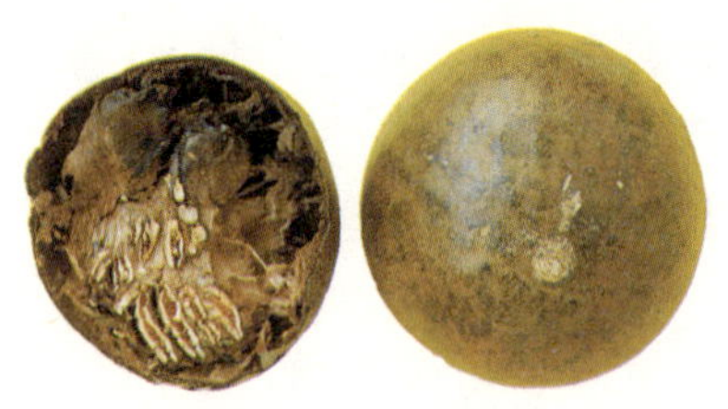

罗汉果药材图

## 杧果叶

【壮　　名】Mbawmangzgoj

【别　　名】芒果，庵罗果，香盖，蜜望，望果。

【来　　源】为漆树科植物杧果 *Mangifera indica* Linn. 的叶。

【植物形态】乔木。单叶互生，聚生枝顶，叶常为长圆形或长圆状披针形（第 126 页上图①），长 12～30 cm，宽 3.5～6.5 cm，先端渐尖、长渐尖或急尖，基部楔形或近圆形，边缘皱波状（第 126 页上图②）。圆锥花序多花密集，花杂性，黄色或淡黄色；萼片 5 片，卵状披针形；花瓣 5 片，长约为萼的 2 倍；花盘肉质，5 浅裂；雄蕊 5 枚，仅 1 枚发育；子房斜卵形。核果椭圆形或肾形，微扁，成熟时黄色。（第 126 页上图③）

【分　　布】广西主要栽培于百色、南宁、宁明、凭祥、龙州、大新。

【采集加工】全年均可采收，晒干或鲜用。

【功效主治】味甘，性凉，通气道、谷道，止咳化痰，止痒。主治咳嗽、消渴、疳积、湿疹、瘙痒、疣。

【用法用量】内服：煎汤，15～30 g。外用：适量，煎水洗或鲜品捣敷。

【方　　例】1. 咳嗽：杧果叶 15 g，鬼画符 30 g，橘红 15 g，红糖 9 g，水煎服。

2. 小儿疳积：杧果叶 15 g，瘦猪肉 50 g，蒸服。

3. 气喘：杧果叶 20 g，太子参、麦冬、陈皮、姜半夏各 10 g，炒苏子、枇杷叶、鱼腥草各 15 g，甘草 5 g，水煎服。

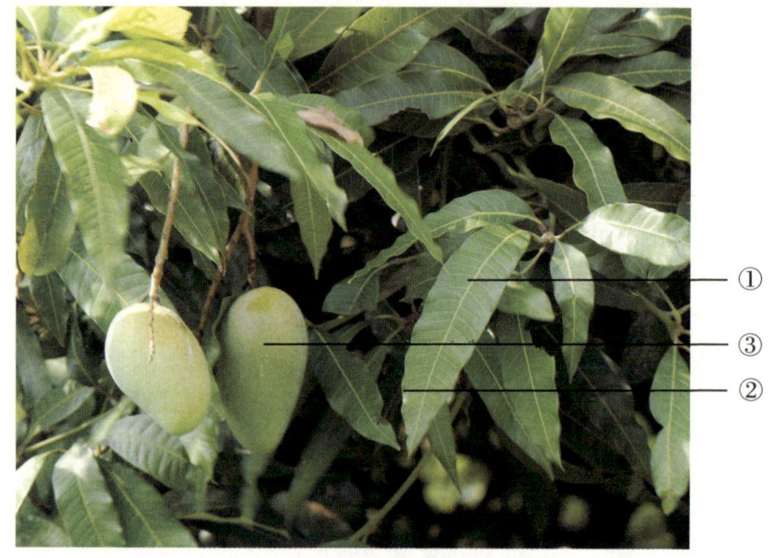


杧果原植物图

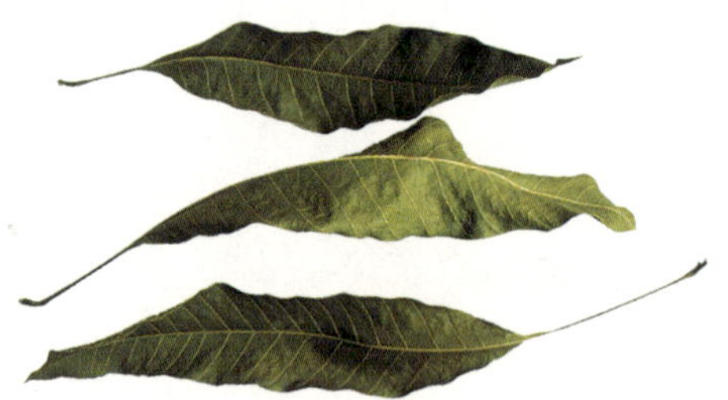

杧果叶药材图

## 牡　荆

【壮　　名】Goginghgai

【别　　名】小荆实，牡荆实，荆条果，黄荆子。

【来　　源】为马鞭草科植物牡荆 *Vitex negundo* L. var. *cannabifolia* (Sieb. et Zucc.) Hand.-Mazz. 的叶。

【植物形态】灌木。小枝四棱形。掌状复叶，对生，小叶5片，稀为3片，中间一片最大，叶片披针形或椭圆状披针形（第128页上图①），长4～9 cm，宽1.4～3.5 cm，基部楔形，边缘具粗锯齿（第128页上图②），先端渐尖。圆锥花序顶生（第128页上图③）；花萼钟状，先端5齿裂；花冠淡紫色，先端5裂，二唇形（第128页上图④）。果实球形，黑色。

【分　　布】广西主要分布于南宁、梧州等地。

【采集加工】秋季采收，除去杂质，晒干。

【功效主治】通气道、谷道，祛风毒，除湿毒，止咳喘。主治痧病、瘴病、咳嗽、哮喘、胃痛、腹痛、泄泻、痢疾、脚气肿胀、风疹瘙痒、脚癣。

【用法用量】内服：煎汤，干品9～15 g，鲜品可用30～60 g，或鲜品捣汁饮。外用：鲜品适量，捣敷，或煎水熏洗。

【方　　例】1. 痧病：牡荆叶、山芝麻根各15 g，水煎服。

2. 瘴病：牡荆叶、黄皮叶各30 g，水煎服。

3. 咳嗽：牡荆叶30 g，枇杷叶15 g，甘草6 g，水煎服。

4. 纳呆：牡荆叶、火炭母、布渣叶各30 g，水煎服。

5. 泄泻：牡荆叶、凤尾草、马齿苋各30 g，水煎服。

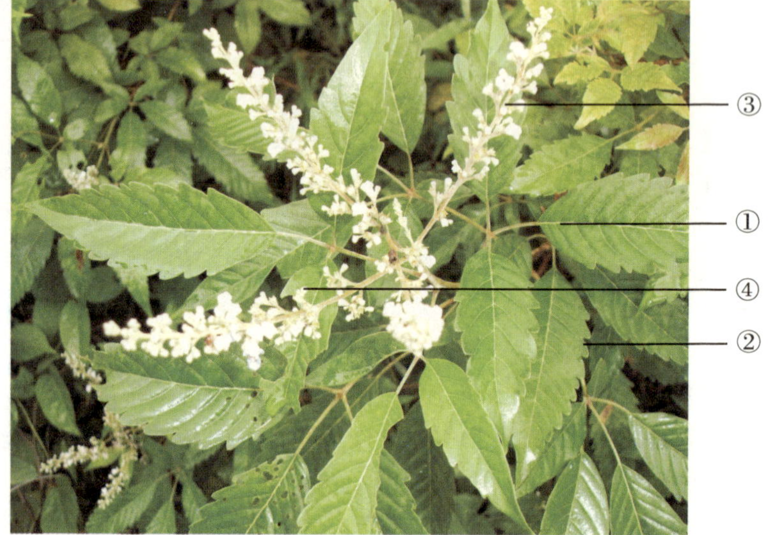


牡荆原植物图

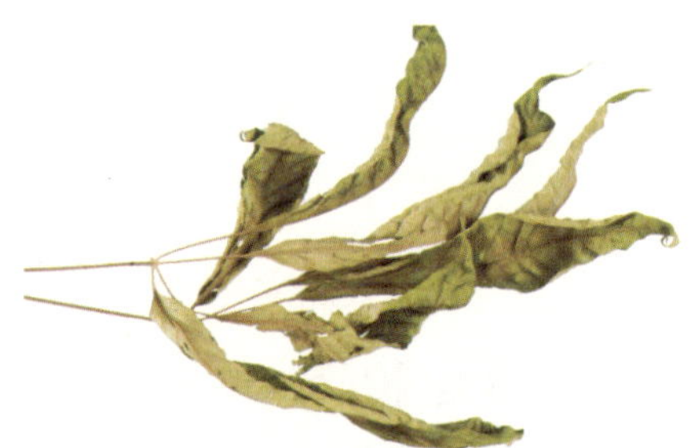

牡荆药材图

## 枇杷叶

【壮　　名】Mbawbizbaz

【别　　名】巴叶，芦桔叶。

【来　　源】为蔷薇科植物枇杷 *Eriobotrya japonica* (Thunb.) Lindl. 的叶。

【植物形态】乔木。叶柄短，有灰棕色茸毛；托叶钻形；叶片革质，披针形、倒披针形、倒卵形或长椭圆形（第 130 页上图①），长 12～30 cm，宽 3～9 cm，先端急尖或渐尖，基部楔形或渐狭成叶柄，上部边缘有疏锯齿（第 130 页上图②），上面光亮、多皱，下面及叶柄密生灰棕色茸毛。萼筒浅杯状，萼片三角卵形，外面有锈色茸毛；花瓣白色，长圆形或卵形；雄蕊 20 枚；花柱 5 枚。果实球形或长圆形，黄色或橘红色。（第 130 页上图③）

【分　　布】广西各地均有栽培。

【采集加工】将叶摘后，晒至七八成干，扎成小把，再晒至足干。

【功效主治】通气道、谷道。主治咳嗽、哮喘、咳血、衄血、吐血、呕吐、消渴、面疮、酒渣鼻。

【用法用量】内服：煎汤，干品 9～15 g（大剂量可用30 g），鲜品 15～30 g，或入丸、散剂。

【方　　例】1. 百日咳：枇杷叶 15 g，磨盘草 20 g，甘蔗 500 g，水煎服。

2. 肺炎、热痰咳嗽：量天尺花 30 g，鱼腥草、枇杷叶各 15 g，水煎调冰糖服。

3. 咳血：枇杷叶、土牛膝、陈皮各适量，水煎服。

4. 哮喘：枇杷叶、三姐妹、盐肤木、罗裙带根、鱼腥草、不出林各 10 g，蛤蚧 15 g，乌桕仁 6 g，水煎服。

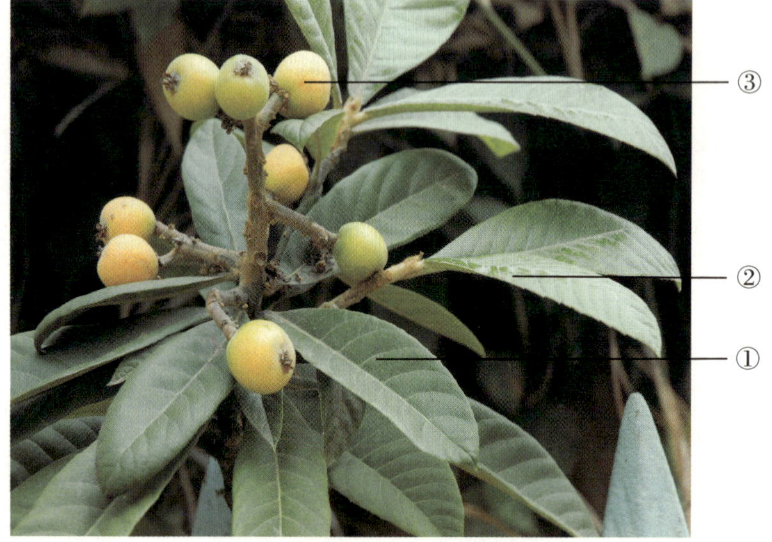


枇杷原植物图

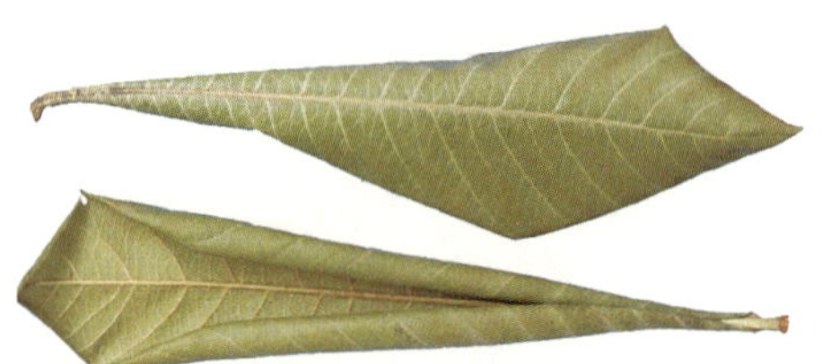

枇杷叶药材图

## 青天葵

【壮　　名】Gocinghdenhgveiz

【别　　名】独叶莲，独脚莲，珍珠叶，天葵，入地珍珠，假天麻。

【来　　源】为兰科植物毛唇芋兰 *Nervilia fordii* (Hance) Schltr. 的全草。

【植物形态】草本。块茎球形或扁球形，肉质，白色。叶基生，常为1片（第132页上图①），2片叶者较少见；叶柄下部被管状、紫红色的叶鞘包围；叶片膜质，卵状心形（第132页上图②），长5～10 cm，宽8～12 cm，先端急尖，边缘波状，具约20条明显的叶脉（第132页上图③）。总状花序从块茎抽出；萼片与花瓣几乎等大，线状披针形，仅上部略张开；花先于叶开放，唇瓣白色带紫，合抱蕊柱，上部3裂，先端和中部密被白色长柔毛。

【分　　布】广西主要分布于隆林、昭平、永福。

【采集加工】夏季采收，洗净，晒干。

【功效主治】清热毒，通气道，通龙路，止痛。主治咯血、咳嗽、口疮、咽痛、肺结核、痈疮、跌打损伤。

【用法用量】内服：煎汤，9～15 g。外用：鲜品适量，捣敷。

【方　　例】1. 咳嗽：青天葵叶10 g，水煎加雪梨汁服。

2. 口疮、急性喉头炎：青天葵鲜全草1株，生嚼含服。

3. 肺结核：青天葵、不出林、松木寄生、鳖甲、地不容各10 g，桑寄生15 g，石油菜20 g，楼梯草、地骨皮各6 g，水煎服。

4. 痈疮：将鲜叶捣烂调红糖外敷。

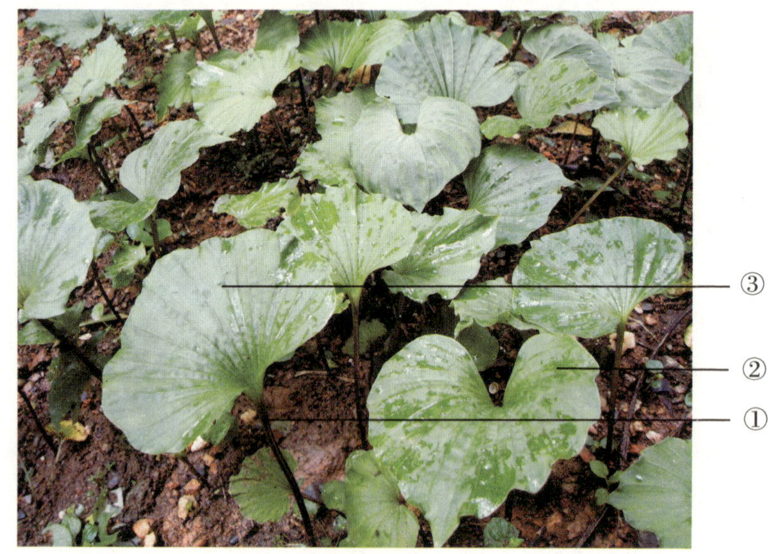


青天葵原植物图

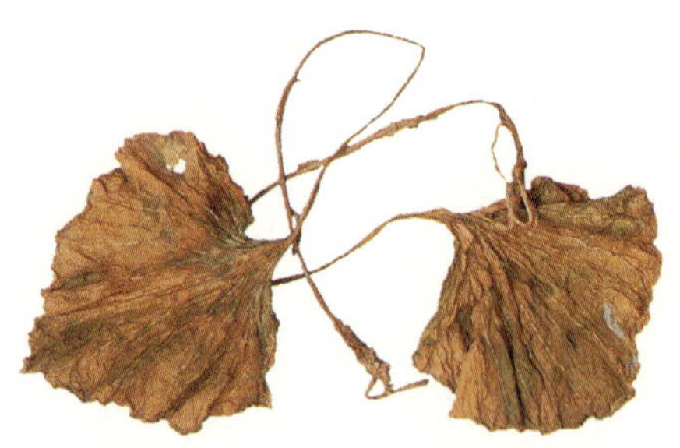

青天葵药材图

## 第二节　通调谷道药

### 草豆蔻

【壮　　名】Gaujdougou

【别　　名】豆蔻，漏蔻，草果，豆蔻子，草蔻，大草蔻，偶子，草蔻仁。

【来　　源】为姜科植物草豆蔻 *Alpinia katsumadai* Hayata 的种子团。

【植物形态】草本。叶狭椭圆形或线状披针形（第 134 页上图①），长 50～65 cm，宽 6～9 cm，先端渐尖，基部渐狭，叶舌卵形。总状花序顶生，直立（第 134 页上图②）；花萼钟状，白色，先端有不规则 3 钝齿；花冠白色，裂片 3 片，长圆形，前部具红色或红黑色条纹，后部具淡紫红色斑点；侧生退化雄蕊披针形，有时不存；雄蕊 1 枚，花药椭圆形，花丝扁平；子房下位，椭圆形。蒴果近圆形，外被粗毛，熟时黄色。（第 134 页上图③）

【分　　布】广西主要分布于阳朔、容县、北流、桂平、博白、合浦、防城港、武鸣、岑溪。

【采集加工】夏、秋季果实成熟时采收，晒至八九成干，剥除果皮，取出种子团晒干。

【功效主治】祛寒毒，除湿毒，通调谷道。主治腹痛、腹胀、呕吐、泄泻、痰饮、脚气、瘴气（疟疾）。

【用法用量】内服：煎汤（宜后下），3～6 g，或入丸、散剂。

【方　　例】1. 腹痛、腹胀：草豆蔻 6 g，生姜、甘草各 3 g，水煎服。

2. 呕吐、呃逆：草豆蔻 6 g，党参 15 g，生姜 5 g，炙甘草 6 g，水煎服。

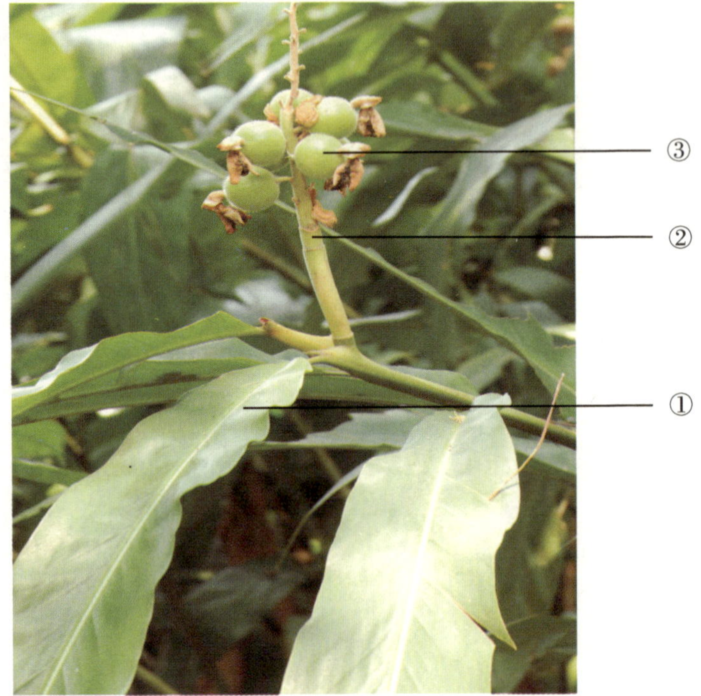


草豆蔻原植物图

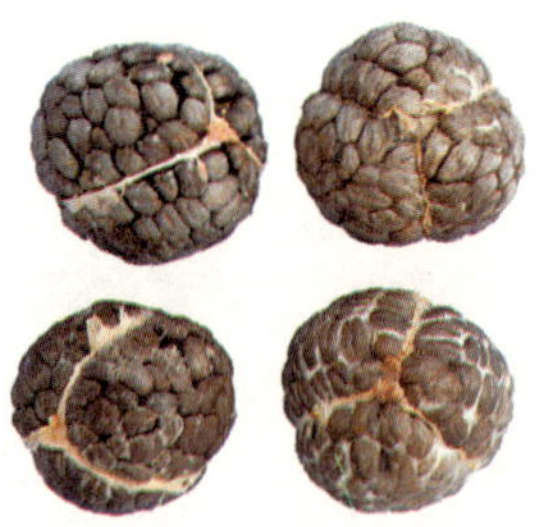

草豆蔻药材图

## 番石榴

【壮　　名】Nimhung

【别　　名】鸡矢果，番桃叶，麻里杆，拔仔心，番石榴心。

【来　　源】为桃金娘科植物番石榴 *Psidium guajava* L. 的叶、根或果实。

【植物形态】乔木。树皮平滑，灰色，片状剥落；嫩枝有棱，被毛。叶对生，叶片革质，长圆形至椭圆形（第 136 页上图①），长 6～12 cm，宽 3.5～6 cm，先端急尖或钝，基部近于圆形，全缘。花单生或 2～3 朵排成聚伞花序；萼管钟形，萼片近圆形，不规则裂开；花瓣 4～5 片，白色；雄蕊多数；子房下位，与萼合生。浆果球形、卵圆形或梨形，先端有宿存萼片。（第 136 页上图②）

【分　　布】广西主要分布于桂南和桂西等地。

【采集加工】夏、秋季采收，鲜用或切段晒干。

【功效主治】调谷道，收敛止泻，止血。主治巴豆中毒、泄泻、糖尿病、急性胃肠炎、崩漏。

【用法用量】内服：煎汤，9～15 g，或烧灰存性，以开水送服。

【方　　例】1. 巴豆中毒：番石榴 50 g，水煎服。

2. 泄泻：番石榴叶 15 g，水煎服。

3. 崩漏：番石榴叶烧灰存性，每次 9 g，以开水送服。

4. 糖尿病：鲜番石榴果 50 g，榨果汁饮用。

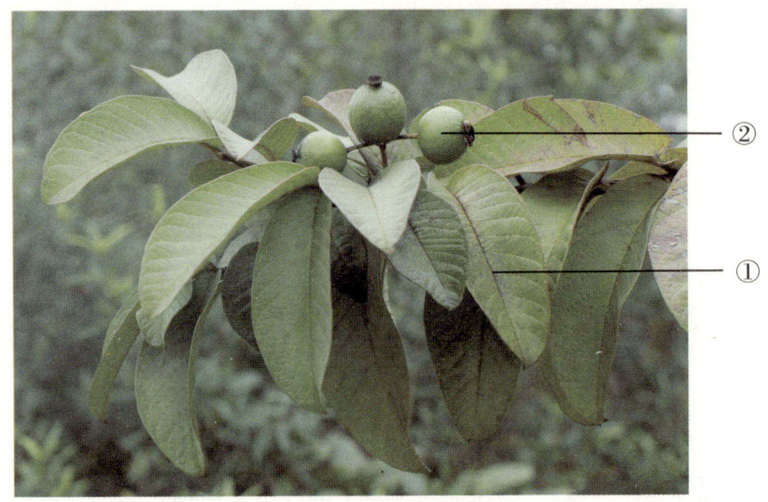


番石榴原植物图

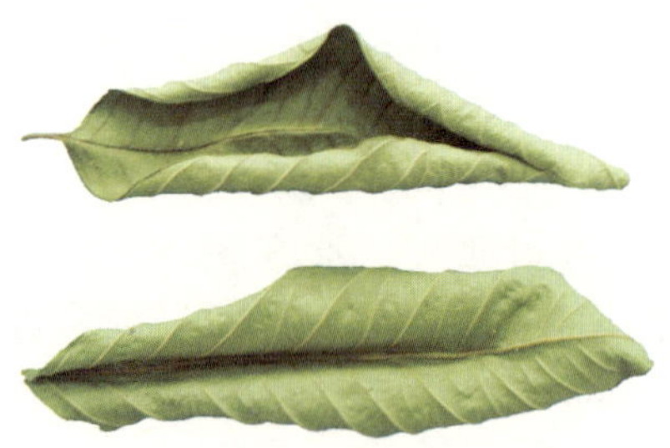

番石榴药材图

## 红豆蔻

【壮　　名】Ginghndoengz

【别　　名】红扣，红蔻，良姜干，高良姜。

【来　　源】为姜科植物大高良姜 *Alpinia galanga*（L.）Willd. 的果实。

【植物形态】草本。叶 2 列，叶片长圆形或宽披针形（第 138 页上图①），长 25～35 cm，宽 6～10 cm，先端急尖，基部楔形，边缘钝，叶舌先端钝。圆锥花序顶生（第 138 页上图②），花序轴上密生柔毛；总苞片线形，小苞片披针形或狭长圆形；花萼管状，顶端有不等大的 3 浅裂；花绿白色，花冠裂片 3 片，唇瓣倒卵形至长圆形，基部呈爪状，有红色条纹；雄蕊 1 枚，退化雄蕊 2 枚；子房下位。蒴果长圆形，中部稍收缩，熟时橙红色。（第 138 页上图③）

【分　　布】广西主要分布于百色、天峨、凤山、南宁、龙州、防城港、桂平、平南、容县、岑溪、藤县、昭平。

【采集加工】于 11～12 月果实刚呈红色时采收。将果穗割回，摊放于阴凉通风处 4～7 天，待果皮变成深红色时脱粒，去掉秆，扬净，晒干。

【功效主治】通谷道，除湿毒。主治腹胀、腹痛、食积、恶心、呕吐、泄泻。

【用法用量】内服：煎汤，3～6 g，或研末。外用：适量，研末搐鼻或调搽。

【方　　例】1. 胃寒痛：红豆蔻 6 g，干姜 6 g，水煎服。

2. 呕吐：红豆蔻、半夏各 6 g，生姜 10 g，水煎服。

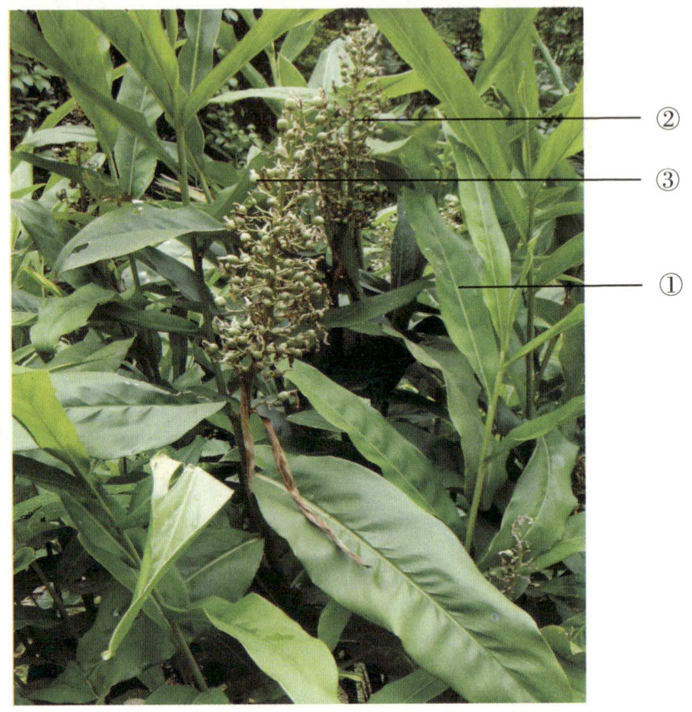


红豆蔻原植物图

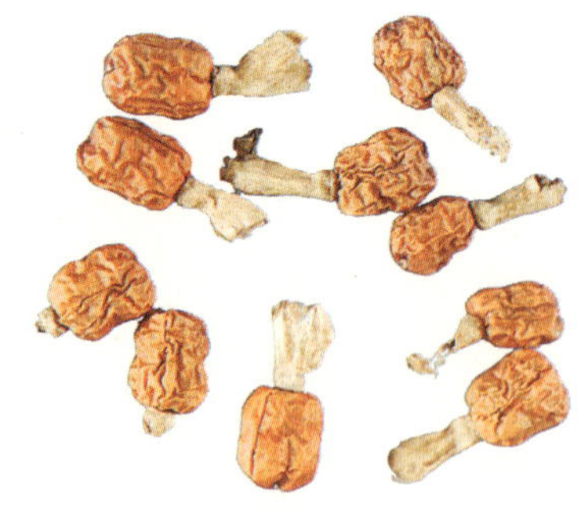

红豆蔻药材图

## 广山楂

【壮　　名】Gocanhcah

【别　　名】山楂，山楂果，大果山楂，台湾苹果，山仙查。

【来　　源】为蔷薇科植物台湾林檎 *Malus doumeri* (Bois) Chev. 的果实。

【植物形态】乔木。单叶互生；托叶膜质，线状披针形，早落；叶片长椭圆形至卵状披针形（第 140 页上图①），长9～15 cm，宽 4～6.5 cm，边缘有不整齐尖锐锯齿。花序近似伞形；花两性；萼筒倒钟形，萼片卵状披针形，全缘；花瓣 5 片，黄白色，卵形，基部具短爪；雄蕊约 30 枚；花柱 4～5 枚。果球形，黄红色，宿萼有短筒，萼片反折，先端隆起。（第 140 页上图②）

【分　　布】广西主要分布于靖西、玉林等地。

【采集加工】秋季果实成熟时采收，切片，晒干。

【功效主治】通谷道，化食积。主治食积、腹胀、泄泻。

【用法用量】内服：煎汤，广山楂 9～15 g，广山楂炭 6～15 g。

【方　　例】1. 高血压、高脂血症：苦丁茶 3 g，广山楂叶 10 g，泡茶长期饮用。

2. 小儿食滞：广山楂、马棘、饿蚂蟥 10 g，水煎服。

3. 泄泻：广山楂炭 6～12 g，水煎服。

4. 痢疾：鱼腥草 20 g，广山楂炭 6 g，水煎加蜜糖服。

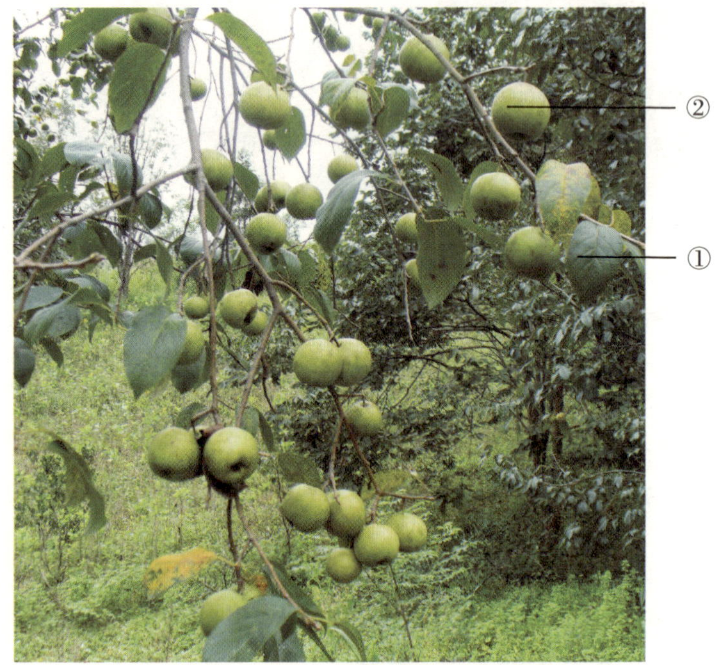


广山楂原植物图

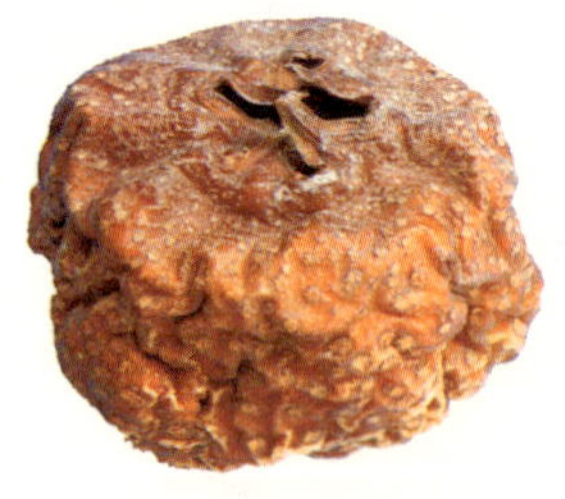

广山楂药材图

## 鸡矢藤

【壮　　名】Gaeudaekmaj

【别　　名】雀儿藤，甜藤，鸡屎藤，狗屁藤。

【来　　源】为茜草科植物鸡矢藤 *Paederia scandens* (Lour.) Merr. 的茎叶。

【植物形态】草质藤本。托叶三角形，早落；叶对生，叶片卵形、椭圆形、长圆形至披针形（第 142 页上图①），长 5～15 cm，宽 1～6 cm，先端急尖至渐尖，基部宽楔形，叶纸质，新鲜揉之有臭气。聚伞花序排成顶生带叶的大圆锥花序或腋生疏散花，几无梗（第 142 页上图②）；萼狭钟状；花冠先端 5 裂，啮合状排列（第 142 页上图③）。浆果成熟时光亮。

【分　　布】广西主要分布于桂林、金秀、鹿寨、三江、罗城等地。

【采集加工】春、夏季采收，洗净，鲜用或晒干。

【功效主治】调谷道，通龙路，除湿毒，祛风毒。主治食积、疳积、泄泻、痢疾、黄疸、咳嗽、瘰疬、风湿痹痛、湿疹、火烫伤、跌打损伤、虫蛇咬伤。

【用法用量】内服：煎汤，10～15 g（大剂量用 30～60 g），或浸酒。外用：鲜品适量，捣敷，或煎水洗。

【方　　例】1. 疳积：鸡矢藤 10 g，紫背金牛 6 g，鸡内金 5 g，山药 10 g，陈皮 3 g，水煎服。

2. 痢疾：鸡矢藤、毛算盘、地榆、蛇莓、旱莲草各 15 g，水煎服。

3. 肝炎：鸡矢藤、鸡血藤、板蓝根、金丝草、黄芪各 15 g，刺蒺藜、黄花倒水莲各 10 g，金钱草 20 g，叶下珠 6 g，水煎服。

4. 新生儿黄疸：鸡矢藤、十大功劳各 6 g，山花椒 1.5 g，水煎服。

5. 痈疮：鲜鸡矢藤、蚤休、蒲公英、地丁、犁头草适量，捣烂敷患处。

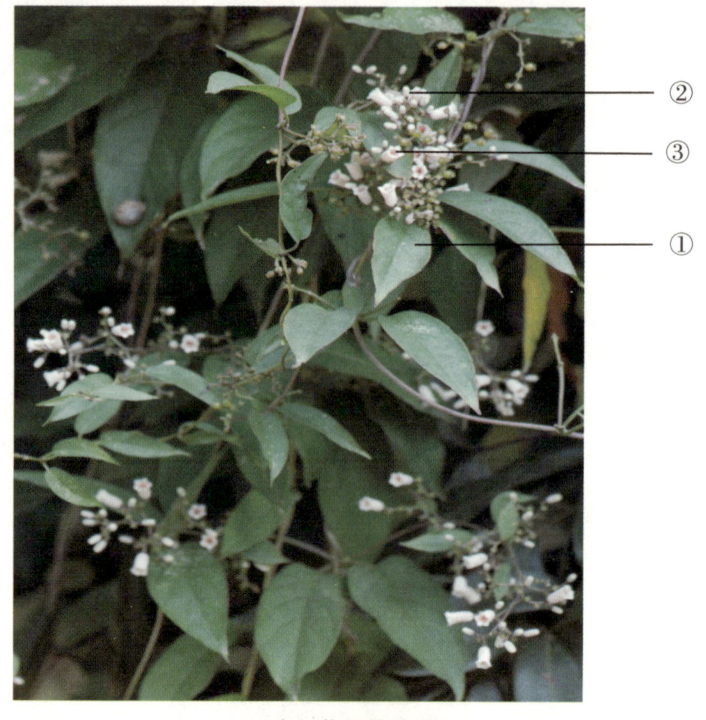


鸡矢藤原植物图

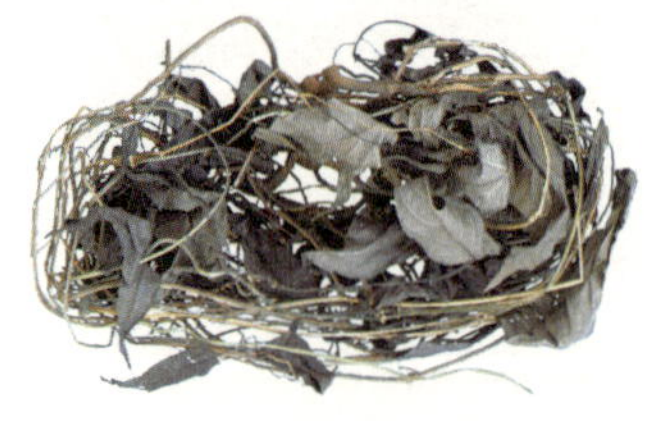

鸡矢藤药材图

# 第三节　通调水道药

## 闭鞘姜

【壮　　名】Gorangzrinhau

【别　　名】观音姜，山冬笋，横柯，樟柳头。

【来　　源】为姜科植物闭鞘姜 *Costus speciosus*（Koen.）Smith 的根茎。

【植物形态】草本。叶片长圆形或披针形（第 144 页上图①），长 15～20 cm，宽 6～10 cm，先端渐尖或尾状渐尖，基部近圆形，全缘，平行羽状脉由中央斜出，下面密被绢毛；叶鞘封闭。穗状花序顶生，椭圆形或卵形；苞片卵形，红色，每片苞片内有花 1 朵，具小苞片；花萼革质，红色，3 裂；花冠白色或红色，唇瓣喇叭形，白色，先端具裂齿及皱波纹（第 144 页上图②）；雄蕊花瓣状，白色，基部橙黄色。蒴果红色。

【分　　布】广西主要分布于百色、南宁、龙州、防城港、北流、桂平、平南、梧州、钟山。

【采集加工】秋季采挖，去净茎叶、须根，切片，晒干。

【功效主治】有毒。调水道，清热毒。主治水肿、鼓胀、淋证、白浊、风湿性关节炎、痈肿恶疮。

【用法用量】内服：煎汤，3～6 g。外用：适量，煎水洗，或鲜品捣敷，或鲜品捣汁滴耳。

【方　　例】1. 中耳炎：鲜闭鞘姜适量，捣烂取汁，拭净耳内污物，每日滴 2～3 次。

2. 水肿：闭鞘姜 6 g，白茅根、玉米须各 15 g，簕槐根、仙鹤草、车前草各 9 g，水煎服。

3. 阳痿：闭鞘姜 6 g，公鸡肉适量，炖服。

4. 风湿性关节炎：闭鞘姜、姜黄、紫色姜、莪术、生姜鲜品各适量，捣细炒热，包敷患处。

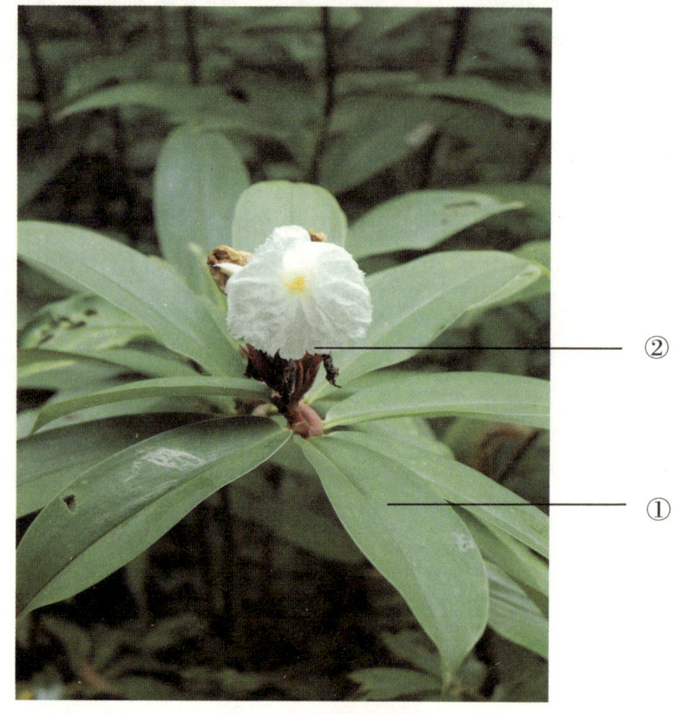


闭鞘姜原植物图

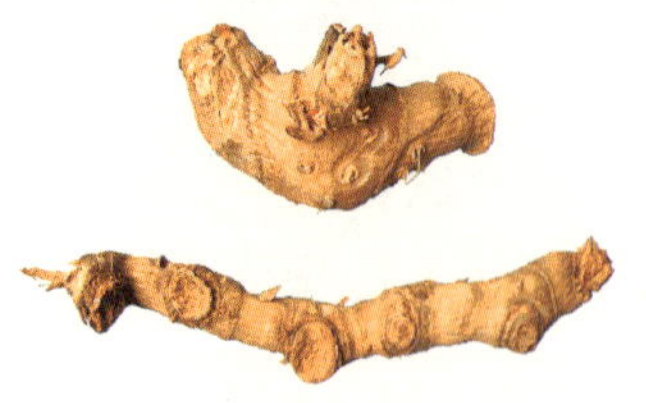

闭鞘姜药材图

# 茯 苓

【壮　　名】Fuzlingz

【别　　名】茯菟，松薯，不死面，松苓，松木薯。

【来　　源】为多孔菌科真菌茯苓 *Poria cocos*（Schw.）Wolf 的菌核。

【植物形态】菌核球形、卵形、椭圆形至不规则形。外面有厚而多皱褶的深褐色皮壳（第 146 页上图①），新鲜时软，干后变硬；内部白色或淡红色，粉粒状。子实体生于菌核表面，全平伏，白色，肉质，老后或干后变为浅褐色。孢子长方形至近圆柱形。

【分　　布】广西主要分布于南宁、藤县、北流、博白、容县、桂平、平南、岑溪、苍梧。

【采集加工】全年可采挖。菌核挖出堆置，待闷润后，排开晾至表面干燥再闷润。反复数次至出现皱纹，内部水分大部分散失后，阴干，或按不同部位切制后阴干。

【功效主治】调水道，调谷道，除湿毒，安心宁神。主治心悸、小便不利、水肿、肝炎、呕吐、纳呆、泄泻、失眠、遗精。

【用法用量】内服：煎汤，10～15 g，或入丸、散剂。

【方　　例】1. 水肿：茯苓、木防己、黄芪各 9 g，桂枝 6 g，甘草 3 g，水煎服。

2. 自汗：茯苓 50 g，研末，每次 10 g，艾叶煎汤送服。

3. 久泻：茯苓、白术各 10 g，野山药、四叶参各 15 g，神曲 6 g，水煎服。

4. 黄疸型肝炎：茯苓、金钱草、山药、泽泻、三姐妹各 20 g，水煎服。

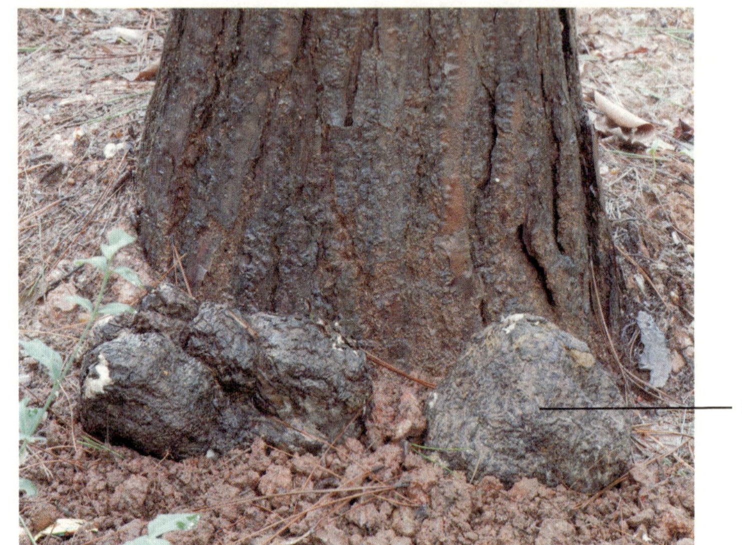


茯苓原植物图

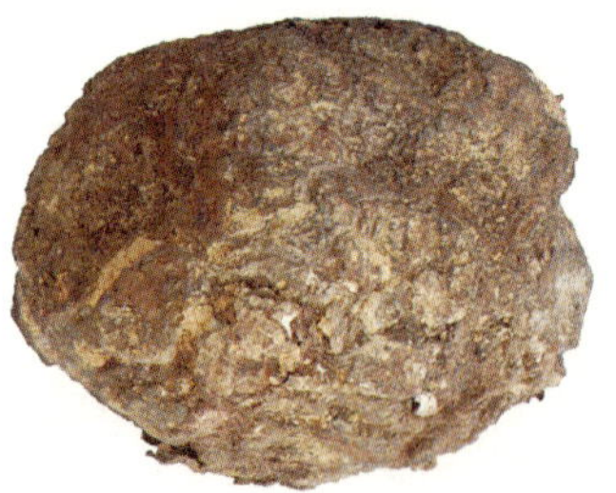

茯苓药材图

# 广金钱草

【壮　　名】Gvangjgimcienz

【别　　名】广东金钱草，落地金钱，铜钱草，马蹄香，假花生，马蹄草。

【来　　源】为豆科植物广金钱草 *Desmodium styracifolium* (Osbeck) Merr. 的枝叶。

【植物形态】草本。枝条密被黄色长柔毛。小叶 1 片或 3 片，叶片近圆形（第 148 页上图①），长 2.5～4.5 cm，宽 2～4 cm，先端微缺，基部心形，上面无毛，下面密被平贴金黄色绢质茸毛。总状花序腋生或顶生；苞片卵状三角形，每个苞内有两朵花，花小；花萼钟状；花冠紫色（第 148 页上图②）。荚果有 3～6 节荚节，具短柔毛和钩状毛。

【分　　布】广西主要分布于南宁、玉林、岑溪。

【采集加工】夏、秋两季采割，除去杂质，晒干备用。

【功效主治】通龙路，调水道，清热毒，除湿毒。主治淋证、结石、水肿、胆囊炎、肝炎、疳积。

【用法用量】内服：煎汤，干品 15～30 g，鲜品 30～60 g。外用：鲜品适量，捣敷。

【方　　例】1. 尿路结石：广金钱草、肾茶各 60 g，水煎服。

2. 血尿：广金钱草 30 g，水煎服。

3. 肝炎：广金钱草、车前草、鸡骨草各 30 g，水煎服。

4. 疳积：广金钱草 10 g，水煎，当茶饮，或与瘦猪肉、猪肝炖服。

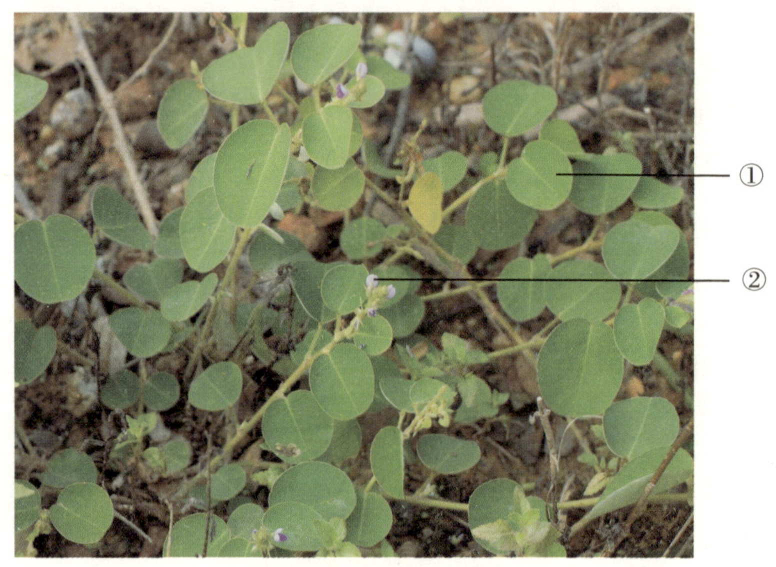


广金钱草原植物图

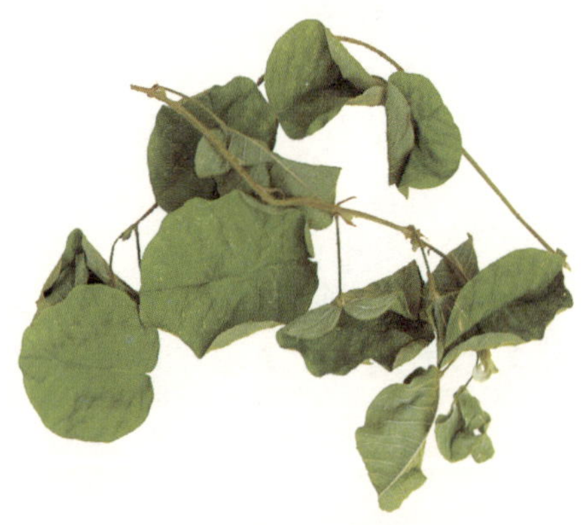

广金钱草药材图

## 海金沙

【壮　　名】Rumseidiet

【别　　名】铁线藤，左转藤。

【来　　源】为海金沙科植物海金沙 *Lygodium japonicum*（Thunb.）Sw. 的孢子。

【植物形态】攀缘草本。根状茎近褐色。叶二型，对生于叶轴的短枝两侧，短枝顶端有被茸毛的休眠小芽；营养叶尖三角形，二回羽状，一回羽片 2～4 对，二回羽片 2～3 对；孢子叶卵状三角形，长宽近相等，一回羽片 4～5 对，互生，长圆状披针形（第 150 页上图①），二回羽片 3～4 对，卵状三角形，多收缩呈撕裂状；羽片下面边缘生有流苏状孢子囊穗，黑褐色。（第 150 页上图②）

【分　　布】广西各地均有分布。

【采集加工】收割全株，晒干，打下成熟孢子，晒干即可。

【功效主治】调水道，清热毒，除湿毒。主治淋证、带下、水肿、黄疸。

【用法用量】内服：煎汤（包煎），5～9 g，或研末，每次 2～3 g。

【方　　例】1. 尿路结石：海金沙 9 g，金钱草、车前草各 30 g，水煎服。

2. 淋证：海金沙 9 g，肾茶、凤尾草各 20 g，水煎服。

3. 乳痈：海金沙根 9 g，蒲公英 30 g，水煎服。

4. 痛经：海金沙 9 g，当归 10 g，益母草 15 g，水煎服。

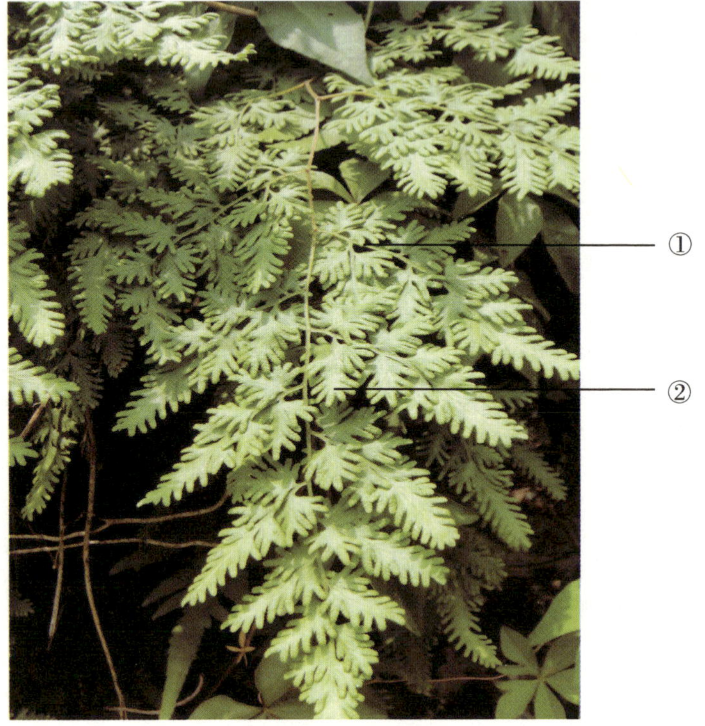


海金沙原植物图

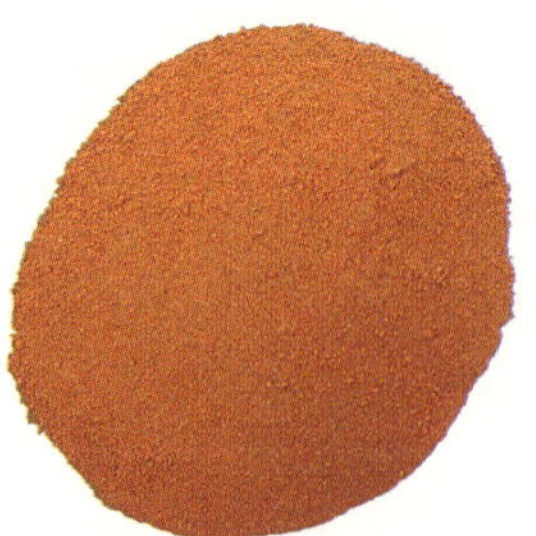

海金沙药材图

## 葫芦茶

【壮　　名】Cazbou

【别　　名】牛虫草，追颈草，百劳舌，金剑草，螳螂草，田万柄，钊板茶，咸鱼草。

【来　　源】为豆科植物葫芦茶 *Desmodium triquetrum* (Linn.) DC. 的枝叶。

【植物形态】小灌木。枝三棱形。单叶互生，叶片卵状披针形至狭披针形（第 152 页上图①），长 6～15 cm，宽 1～4 cm，先端急尖，基部浅心形或圆形；叶柄具宽翅（第 152 页上图②）；托叶 2 枚，披针形。花萼钟状；花冠紫红色（第 152 页上图③），蝶形，旗瓣圆形，先端微凹，翼瓣倒卵形，基部有耳，龙骨瓣镰刀状弯曲；雄蕊二体；子房密生短柔毛。荚果条状长圆形，有荚节 5～8 节。

【分　　布】广西主要分布于南宁、来宾、平南、苍梧、岑溪。

【采集加工】夏、秋季割取地上部分，除去粗枝，切段，晒干。

【功效主治】清热毒，利湿毒，通调水道，退黄，消积杀虫。主治中暑、痧病发热、咽痛、咳血、肾炎、黄疸、妊娠呕吐、泄泻、痢疾、疳积、风湿痹痛。

【用法用量】内服：煎汤，15～60 g。外用：鲜品适量，捣汁涂，或煎水洗。

【方　　例】1. 痧病：葫芦茶、土常山各 9 g，三姐妹、山芝麻各 15 g，水煎服。

2. 咳嗽：葫芦茶、桑寄生、百部各 15 g，龙脷叶、制水半夏各 6 g，水煎服。

3. 咽痛：葫芦茶 60 g，煎水含咽。

4. 疳积：葫芦茶、小槐花、金钱草各 10 g，水煎服。

5. 慢性肾炎：葫芦茶、野葡萄根、茅根各 30 g，水煎服。

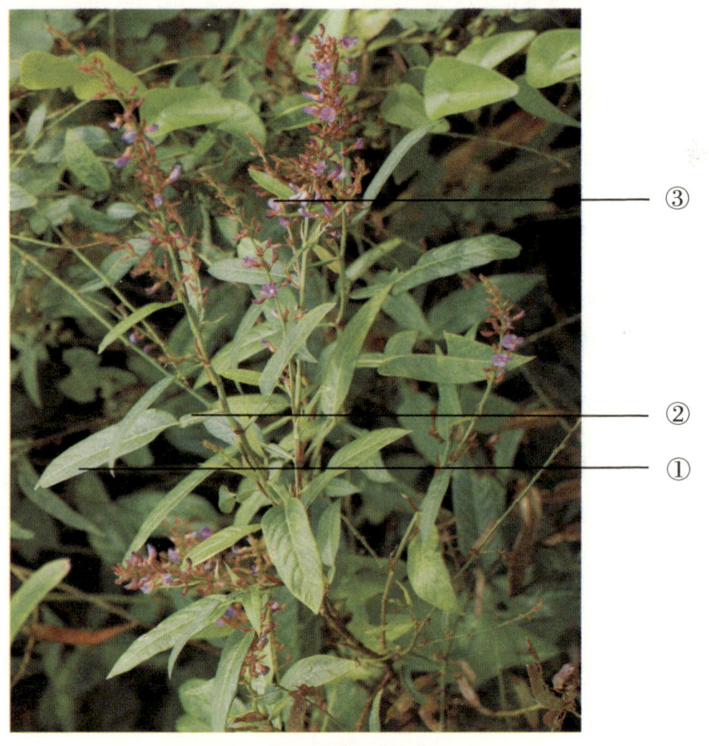


葫芦茶原植物图

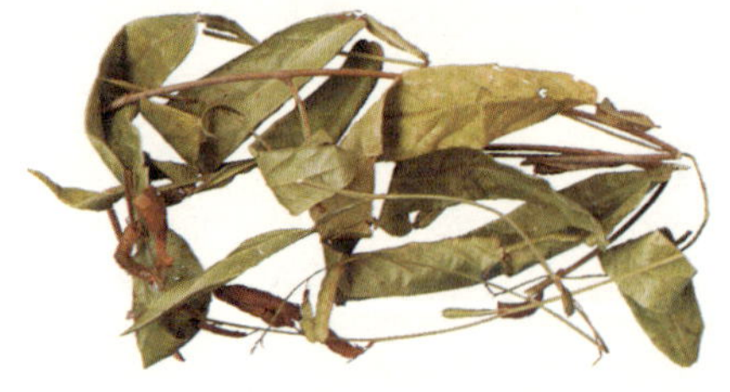

葫芦茶药材图

## 茅　根

【壮　　名】Laghaz

【别　　名】白茅，白花茅根，丝茅，万根草，茅草根，甜草根，丝毛草根。

【来　　源】为禾本科植物白茅 *Imperata cylindrica* (Linn.) Beauv. var. major (Nees) C. E. Hubb. 的根茎。

【植物形态】草本。根茎白色，密被鳞片。秆丛生，基部被多数老叶及残留的叶基。叶条形或条状披针形（第 154 页上图①），宽 3～8 mm；叶鞘褐色，具短叶舌。圆锥花序紧缩成穗状（第 154 页上图②），小穗披针形或长圆形，成对排列，具较长的梗，另一小穗的梗较短；花两性，每小穗具 1 花；两颖几相等；稃膜质；雄蕊 2 枚，花药黄色；雌蕊 1 枚，柱头羽毛状。颖果椭圆形，成熟的果序被白色长柔毛。

【分　　布】广西各地均有分布。

【采集加工】春、秋季采挖，除去地上的部分和鳞片状的叶鞘，洗净，鲜用或扎把晒干。

【功效主治】清热毒，调水道，调龙路，止血。主治各种出血、发热、呕吐、喘咳、淋证、水肿、黄疸。

【用法用量】内服：煎汤，干品 10～30 g，鲜品 30～60 g，或捣汁。外用：鲜品适量，捣汁涂。

【方　　例】1. 水肿：茅根、葫芦茶各 15 g，生地 10 g，大蓟、小蓟各 6 g，水煎服。

2. 百日咳：白点秤、茅根各 30 g，水煎加蜂蜜调服。

3. 血尿：茅根 30 g，丹皮 10 g，生地 15 g，甘草 3 g，水煎服。

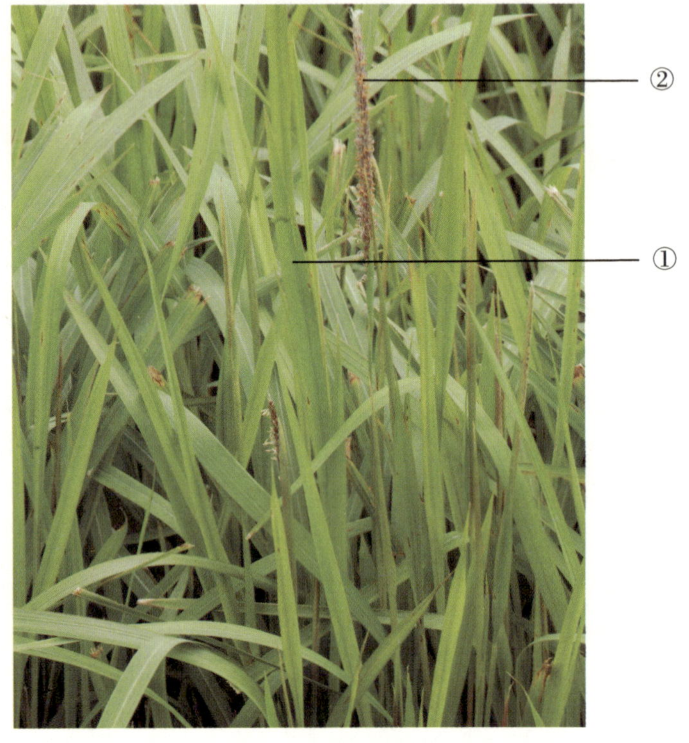


茅根原植物图

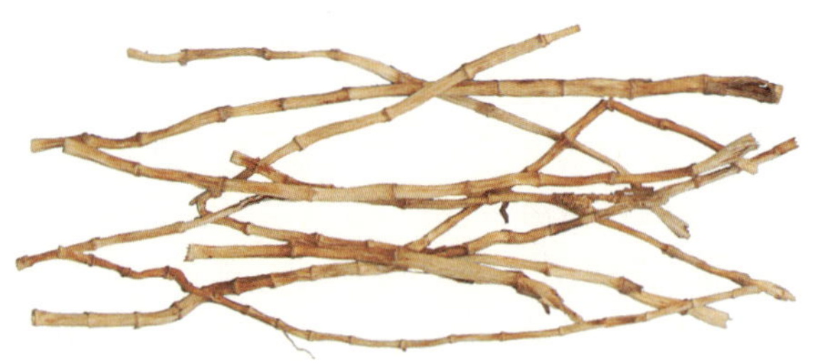

茅根药材图

# 【第五章　通调两路药】

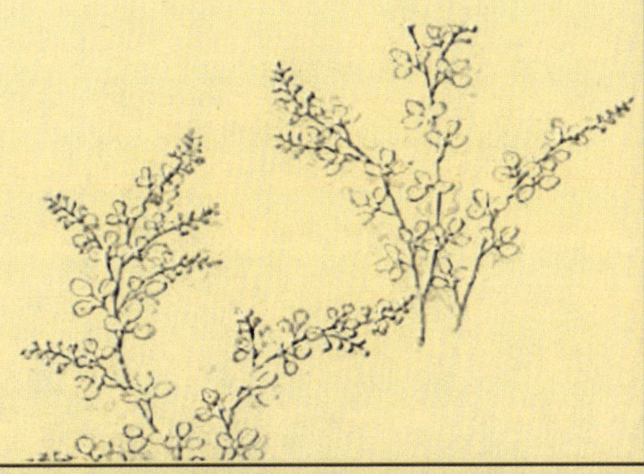

## 第一节　通调龙路药

### 白背叶

【壮　　名】Godungzhau

【别　　名】白鹤叶，白面戟，白面风，白桃叶。

【来　　源】为大戟科植物白背叶 *Mallotus apelta* (Lour.) Muell. Arg. 的叶。

【植物形态】灌木。小枝、叶柄和花序均被白色或微黄色星状茸毛。叶互生，阔卵形（第158页上图①），长4.5～23 cm，宽3.5～16 cm，先端渐尖，基部近截平或短截形，具腺点2个，全缘或顶部3浅裂，有稀疏钝齿，背面有细密红棕色腺点。花单性异株。雄花花序为顶生穗状花序，雄花簇生，萼3～6裂，不等长，内面有红色腺点，无花瓣，雄蕊多数；雌花花序穗状，结果时圆柱状，子房软刺上密生星状柔毛（第158页上图②）。蒴果近球形，密被羽状软刺和灰白色茸毛。

【分　　布】广西各地均有分布。

【采集加工】秋季采收，除去花序，晒干。

【功效主治】通调龙路，利水道，清热毒，祛湿毒，止血，止痛。主治上消化道出血、外伤出血、肝炎、火眼、鹅口疮、湿疹、淋证、带下、痔疮、毒蛇咬伤、跌打损伤。

【用法用量】内服：煎汤，5～10 g。外用：鲜品适量，捣敷，或研末撒患处，或煎水洗。

【方　　例】1. 上消化道出血：白背叶10 g，扶芳藤50 g，五倍子30 g，水煎服。

2. 慢性肝炎：白背叶根、排钱草各20 g，簕榄根10 g，姜黄、鸡矢藤各5 g，水煎服。

3. 产后风湿：白背叶30 g，艾叶10 g，水煎，用米酒调服。

4. 火眼：白背叶10 g，节节草20 g，千里光30 g，水煎服。

5. 带下：白纸扇、白背叶各30 g，煲瘦猪肉食。

6. 皮肤湿疹：白背叶适量，水煎外洗。

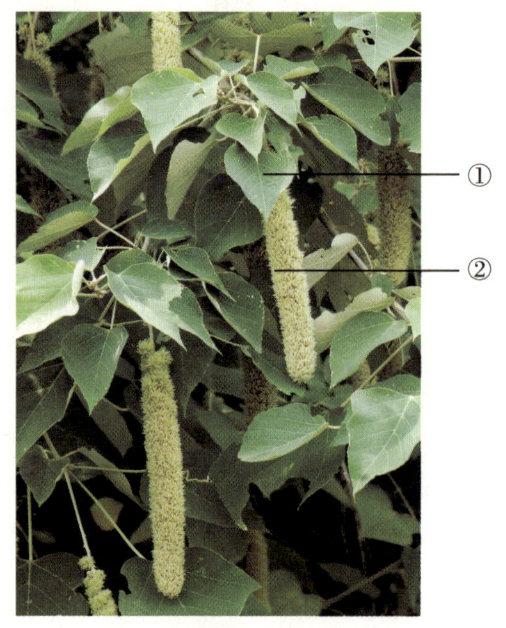


白背叶原植物图

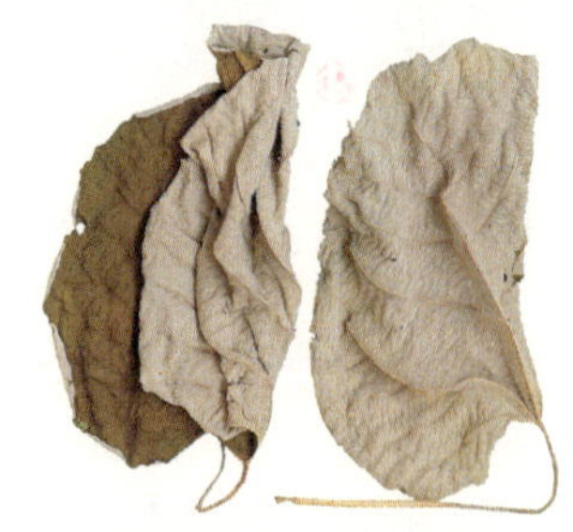

白背叶药材图

## 扶芳藤

【壮　　名】Gaeundaux

【别　　名】千斤藤，山百足，过墙风，爬行卫矛，小藤仲。

【来　　源】为卫矛科植物扶芳藤 *Euonymus fortunei* (Turcz.) Hand. -Mazz. 的带叶茎枝。

【植物形态】灌木，匍匐或攀缘。茎枝常有多数细根及小瘤状突起（第 160 页上图①）。单叶对生，叶片薄革质，椭圆形、椭圆状卵形至长椭圆状倒卵形（第 160 页上图②），长 2.5～8 cm，宽 1～4 cm，先端尖或短尖，边缘具细齿，基部宽楔形。聚伞花序腋生，呈二歧分枝；萼片 4 裂；花瓣 4 片，绿白色，近圆形；雄蕊 4 枚，着生于花盘边缘；子房与花盘相连。蒴果黄红色，近球形，稍有 4 条凹线；种子被橙红色假种皮。

【分　　布】广西主要分布于那坡、宁明、上林、罗城、永福、兴安、恭城。

【采集加工】茎叶全年均可采，清除杂质，切碎，晒干。

【功效主治】调龙路、火路，补虚，止血。主治气血虚弱、腰肌劳损、风湿痹痛、小儿惊风、各种血证、月经不调、子宫脱垂、跌打骨折。

【用法用量】内服：煎汤，15～30 g，或浸酒，或入丸、散剂。外用：适量，研粉调敷，或捣敷，或煎水熏洗。

【方　　例】1. 体质虚弱：扶芳藤30 g，棉花根60 g，山茱萸24 g，共研细末，开水冲服，每次9 g。

2. 风湿痹痛：扶芳藤30 g，大血藤、千斤拔、梵天花根各15 g，水煎，冲红糖或黄酒服。

3. 小儿肾炎：扶芳藤茎叶30 g，杠板归9 g，荔枝壳30 g，水煎服。

4. 鼻衄、月经不调、血崩：扶芳藤30 g，水煎服。

5. 子宫脱垂：扶芳藤30 g，水煎或冲黄酒或红糖服。

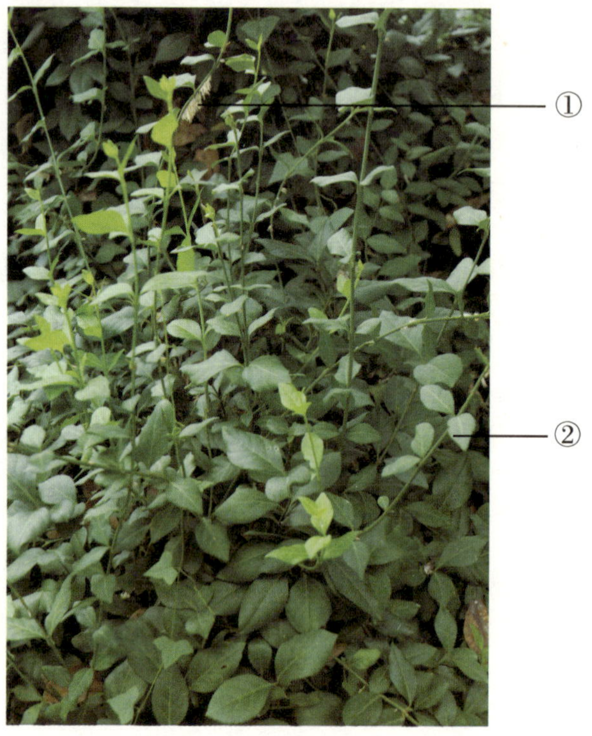


扶芳藤原植物图

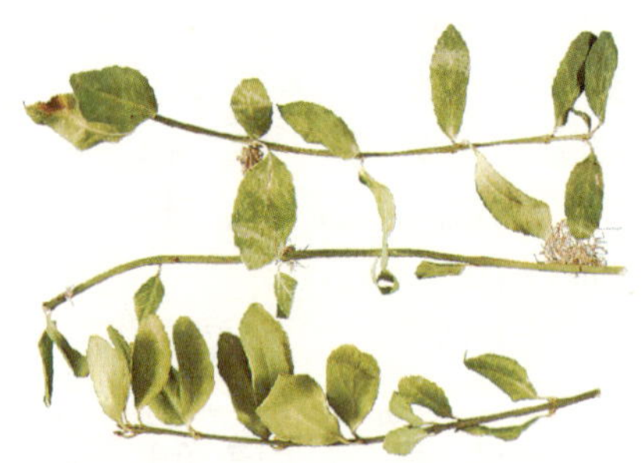

扶芳藤药材图

## 广西莪术

【壮　　名】Ginghgvnn

【别　　名】蓬莪茂，蓬莪术，蓬术，羌七，广术，黑心姜，文术。

【来　　源】为姜科植物广西莪术 *Curcuma kwangsiensis* S. G. Lee et C. F. Liang 的根茎。

【植物形态】草本。主根茎卵圆形；侧根茎指状，断面白色或微黄色；须根末端常膨大呈纺锤形，断面白色。叶基生，被短柔毛，叶片长椭圆形（第 162 页上图①），长 14～39 cm，宽 4.5～7 cm，先端短尖至渐尖，基部渐狭，下延，两面被柔毛，有的中脉两侧有紫晕。穗状花序从根茎中抽出（第 162 页上图②）；花序下的苞片阔卵形，淡绿色，上部的苞片长圆形，淡红色（第 162 页上图③）；花萼白色；花冠近漏斗状，花瓣 3 片，粉红色，长圆形，后片较宽，先端略呈兜状；侧生退化雄蕊花瓣状，淡黄色，唇瓣近圆形，淡黄色（第 162 页上图④）。

【分　　布】广西主要分布于南宁、上思、大新、贵港。

【采集加工】挖出根茎，除净泥土，煮或蒸至透心为度。取出晒干，放入筐或与谷壳一同放入石槽内，撞净毛须，筛去谷壳等杂质即可。

【功效主治】通龙路、火路，通气道、水道，化瘀止痛。主治肿瘤、尿路结石、咳嗽、胸痹、食积、腹胀、闭经、痛经、跌打损伤。

【用法用量】内服：煎汤，3～10 g，或入丸、散剂。外用：适量，煎汤洗，或研末调敷。行气止痛多生用，破血祛瘀宜醋炒。

【方　　例】1. 癌肿：广西莪术、半枝莲、三棱各10 g，七叶一枝花6 g，水煎服。

2. 咳嗽：广西莪术、木防己各5 g，马鞭草15 g，水煎服。

3. 尿路结石、肾绞痛：广西莪术、三棱各10 g，牛膝12 g，薏苡仁15 g，青皮、皂刺、枳壳各9 g，水煎服。

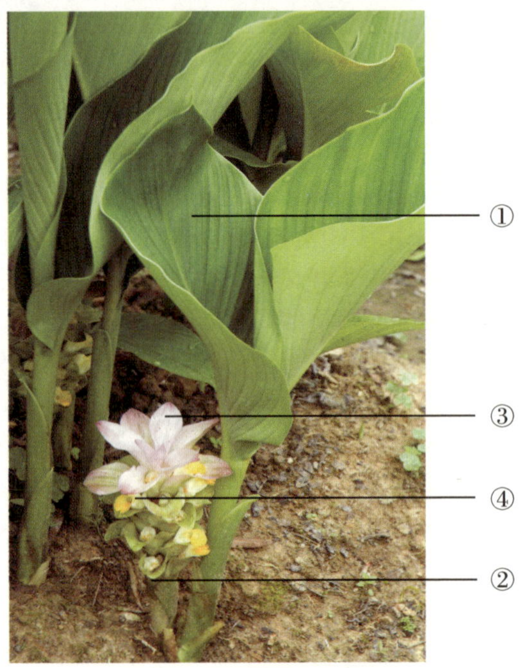


广西莪术原植物图

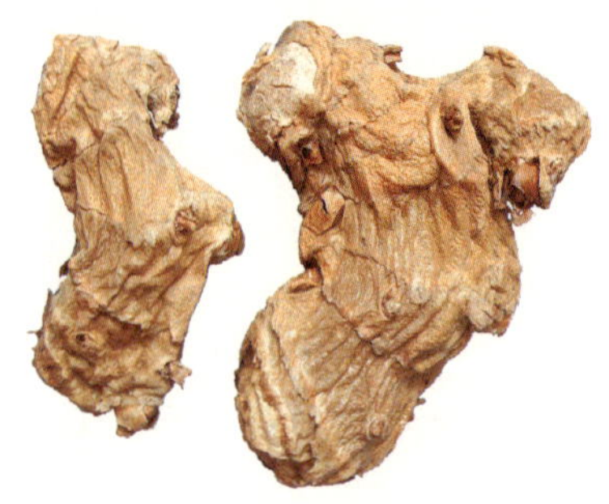

广西莪术药材图

## 两面针

【壮　　名】Gocaengloj

【别　　名】蔓椒，猪椒，花椒刺，出山虎，入山虎，光叶花椒。

【来　　源】为芸香科植物两面针 *Zanthoxylum nitidum* (Roxb.) DC. 的根。

【植物形态】木质藤本。幼枝、叶轴背面和小叶两面中脉上都有钩状皮刺（第 164 页上图①）。奇数羽状复叶互生，小叶卵形至卵状长圆形（第 164 页上图②），长 4～11 cm，宽 2.5～6 cm，先端钝或短尾状，基部圆形或宽楔形，近全缘或有疏离的圆锯齿，革质而有光泽。伞房状圆锥花序，腋生；萼片 4 裂，宽卵形；花瓣 4 片，卵状长圆形；雄花的雄蕊 4 枚；雌花的退化雄蕊极短小，心皮 4 片。蓇葖果成熟时紫红色，有粗大腺点。（第 164 页上图③）

【分　　布】广西主要分布于龙州、防城港、博白、容县、桂平、平南。

【采集加工】春、夏季采收，洗净，鲜用或晒干。

【功效主治】通调龙路、火路，祛风毒，除湿毒，通络，消肿止痛。主治风湿痹痛、筋骨疼痛、咽痛、牙痛、胃痛、蛔虫腹痛、疝痛、跌打损伤、痈疮、烫伤。

【用法用量】内服：煎汤，4.5～10 g，研末，1.5～3 g，或浸酒。外用：适量，煎水洗，或含漱，或鲜品捣敷。

【方　　例】1. 风湿性关节炎、腰肌劳损：两面针10 g，鸡骨香15 g，了哥王根皮5 g，加入 75%的酒精浸过药面，浸泡 7 天，外搽患处。

2. 咽痛：两面针根适量，捣烂，用红糖煮，做成药丸，含化。

3. 胃痛：两面针、水田七、白及各10 g，山豆根5 g，水煎服。

4. 烫伤：两面针煎水洗，洗后用两面针干根研粉，撒布患处。

5. 蛇咬伤：鲜两面针根30 g，水煎服；另用鲜根酒磨外敷。

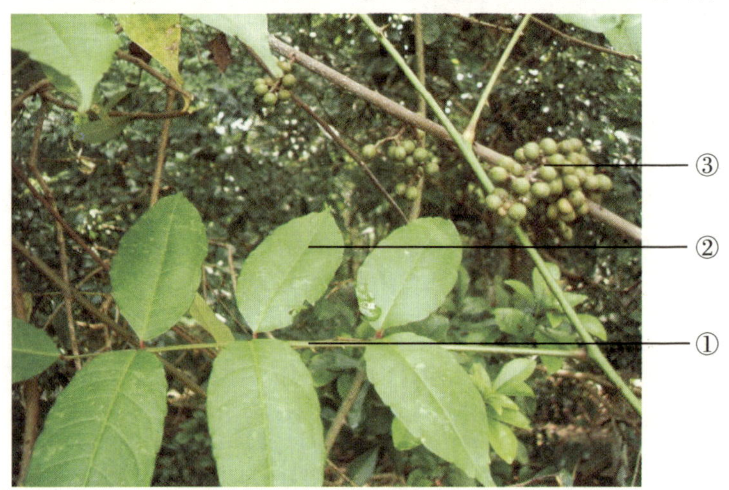


两面针原植物图

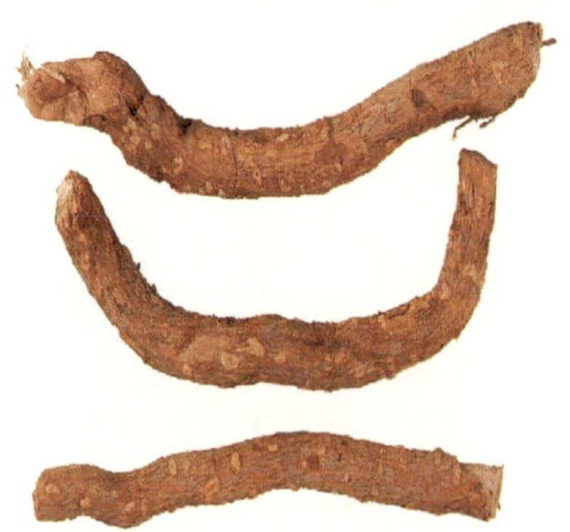

两面针药材图

## 益母草

【壮　　名】Goyizmujcauj

【别　　名】益母，茺蔚，益明，大札，臭秽，贞蔚，苦低草。

【来　　源】为唇形科植物益母草 *Leonurus japonicus* Houtt. 的全草。

【植物形态】草本。茎四棱形（第 166 页上图①）。叶对生，基生叶具长柄，叶片略呈圆形，直径 4～8 cm，5～9 浅裂；茎中部叶有短柄，3 全裂，裂片近披针形，中央裂片常再分 3 裂（第 166 页上图②）；上部叶不分裂。轮伞花序腋生（第 166 页上图③）；花萼钟形，先端 5 齿裂，具刺尖，下方两齿比上方三齿长，宿存；花冠唇形，淡红色或紫红色（第 166 页上图④）；二强雄蕊 4 枚；雌蕊 1 枚，子房 4 裂。小坚果褐色，三棱形。

【分　　布】广西各地均有分布。

【采集加工】夏季采收，洗净，切段，晒干。

【功效主治】调龙路，清热毒，利水道，调经。主治月经不调、闭经、瘀血腹痛、跌打损伤、小便不利、水肿、痈肿。

【用法用量】内服：煎汤，10～20 g，或熬膏，或入丸、散剂。外用：适量，煎水洗，或鲜草捣敷。

【方　　例】1. 痛经、崩漏：益母草20 g，元胡15 g，水煎服。

2. 产后瘀血痛：益母草20 g，泽兰30 g，红苋菜120 g，酒120 mL，水煎服。

3. 闭经：益母草、乌豆、红糖、老酒各20 g，炖服。

4. 带下、恶露不尽：益母草研末，每次10 g，空心温酒下。

5. 水肿：益母草20 g，水煎服。

6. 痈疮：益母草20 g，水煎服；另取鲜益母草捣烂敷患处。

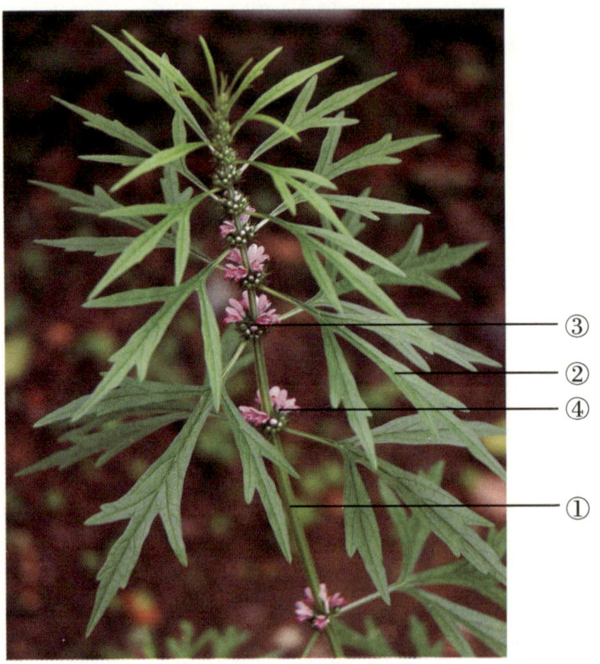


益母草原植物图

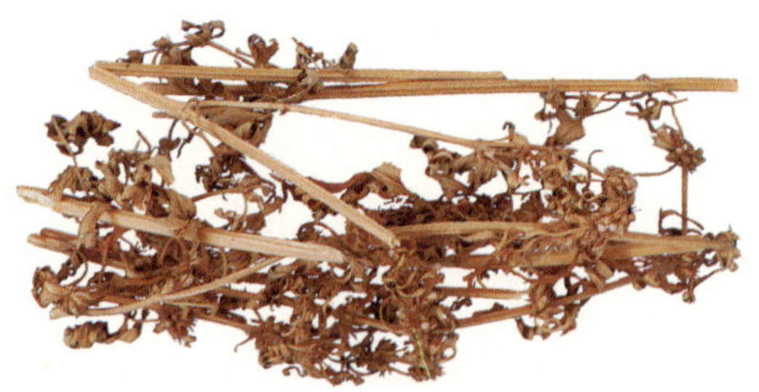

益母草药材图

## 朱砂根

【壮　　名】Meizcaekgaen

【别　　名】山豆根，土丹皮，小罗伞，紫金牛。

【来　　源】为紫金牛科植物朱砂根 *Ardisia crenata* Sims. 的根。

【植物形态】灌木。叶互生，叶片椭圆状披针形至倒披针形（第 168 页上图①），长 7～75 cm，宽 2～4 cm，先端急尖或渐尖，基部楔形，边缘具皱波状或波状齿，具明显的边缘腺点，侧脉 12～18 对，构成不规则的边缘脉。伞形花序或聚伞花序（第 168 页上图②）；萼片长圆状卵形，具腺点；花瓣白色，略带粉红色；雄蕊较花瓣短；雌蕊与花瓣近等长，子房具腺点。果球形，鲜红色，具腺点。（第 168 页上图③）

【分　　布】广西各地均有分布。

【采集加工】秋季采挖，切片，晒干或鲜用。

【功效主治】调龙路、火路，清热毒，除湿毒，消肿止痛。主治咽痛、痛经、风湿痹痛、黄疸、痢疾、跌打损伤、乳痈、睾丸炎。

【用法用量】内服：煎汤，3～9 g。外用：鲜品适量，捣敷。

【方　　例】1. 咽痛：朱砂根全草6 g，射干3 g，甘草3 g，水煎服。

2. 吐血：朱砂根9 g，同猪肺炖服。

3. 带下、痛经、风湿痹痛：朱砂根9 g，水煎或冲黄酒服。

4. 跌打肿痛：横经席、徐长卿、朱砂根、两面针各30 g，共研末，米酒调匀成糊状敷患处。

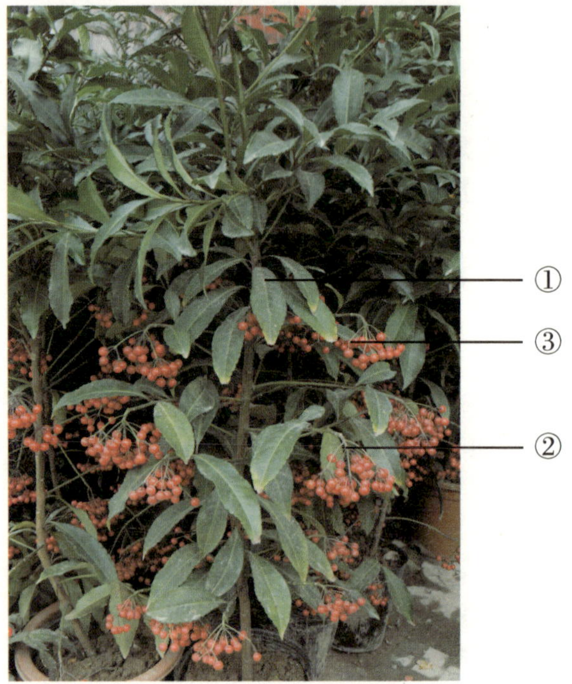


朱砂根原植物图

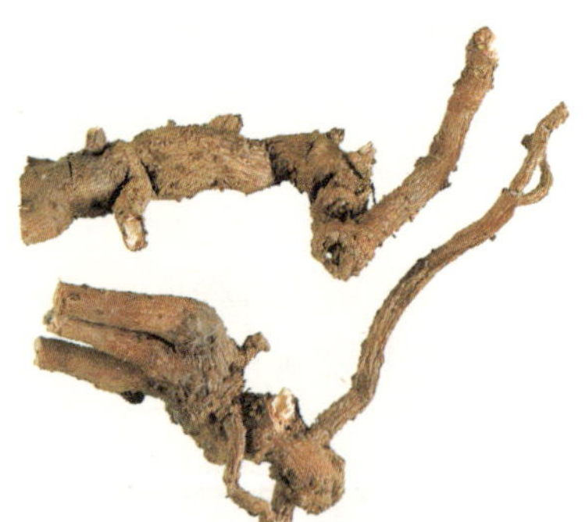

朱砂根药材图

## 第二节　通调火路药

### 海桐皮

【壮　　名】Godongz

【别　　名】钉铜皮，鼓铜皮，丁皮，刺桐皮，刺通，接骨药。

【来　　源】为豆科植物刺桐 *Erythrina variegata* L. var. orientalis（L.）Merr. 的茎皮。

【植物形态】大乔木。树皮灰棕色，具黑色圆锥状刺。（第170页上图①）叶互生或簇生于枝顶，三出复叶，小叶阔卵形至斜方状卵形（第170页上图②），长10～15 cm，顶端小叶宽大于长，先端渐尖而钝，基部截形或阔菱形，两面叶脉均有稀疏茸毛。总状花序，被茸毛；花萼佛焰苞状，萼口斜裂；花冠蝶形，大红色；雄蕊10枚，二体；花柱1枚。荚果串珠状，微曲。

【分　　布】广西主要分布于南宁、北流。

【采集加工】栽后8年左右即可剥取树皮，通常于夏、秋季进行。有剥取干皮、砍枝剥皮和挖根剥皮三种方法。剥后，刮去灰垢，晒干即成。

【功效主治】通火路，祛风毒，除湿毒，杀虫止痒。主治风湿骨痛、牙痛、肝硬化腹水、跌打损伤、乳痈、疥癣、湿疹。

【用法用量】内服：煎汤，6～12 g，或浸酒。外用：适量，煎汤熏洗，或浸酒搽，或研末调敷。

【方　　例】1. 风湿骨痛：大钻、茶树根、海桐皮各30 g，鸡血藤、豨莶草各15 g，水煎服或浸酒内服，并取药酒擦患处。

2. 蛔虫病：海桐皮3 g，研末，开水冲服。

3. 肝硬化腹水：鲜海桐皮30 g，炖猪骨服。

4. 牙痛：海桐皮煎水漱口。

5. 乳痈：海桐皮12 g，红糖30 g，水煎服。

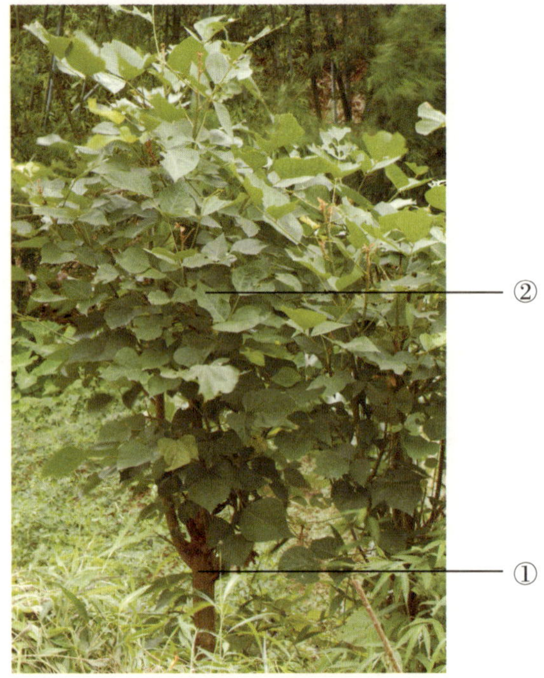


海桐皮原植物图

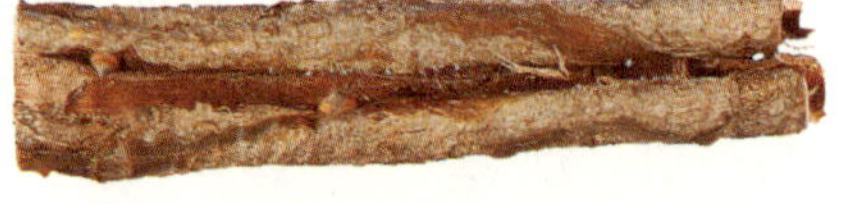

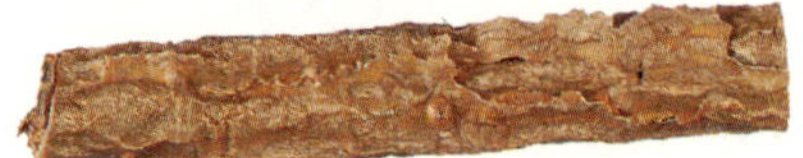

海桐皮药材图

## 了刁竹

【壮　　名】Goliuzdiuhcuz

【别　　名】徐长卿，石下长卿，别仙踪，钓鱼竿，逍遥竹，一枝香。

【来　　源】为萝藦科植物徐长卿 *Cynanchum paniculatum* (Bunge) Kitagawa 的全草。

【植物形态】草本。根细呈须状，具特殊香气。茎细而刚直，不分枝。(第 172 页上图①)叶对生，无柄，叶片披针形至线形(第 172 页上图②)，长 4～13cm，宽 3～15mm，先端渐尖，基部渐窄。圆锥聚伞花序；花萼 5 深裂，卵状披针形；花冠黄绿色，5 深裂，广卵形；副花冠 5 分裂，黄色，基部与雄蕊合生；雄蕊 5 枚，相连成筒状，花药 2 室，花粉块每室 1 个；雌蕊 1 枚，子房由 2 枚离生心皮组成。蓇葖果呈角状，单生。(第 172 页上图③)

【分　　布】广西主要分布于桂林、玉林。

【采集加工】夏、秋季采收根茎，洗净晒干，或全草晒至半干，扎把阴干。

【功效主治】有小毒。通火路、龙路，祛风毒，除湿毒，止痛止痒。主治胃痛、泄泻、痢疾、小便不利、牙痛、风湿痹痛、腰痛、湿疹、风疹、毒蛇咬伤。

【用法用量】内服：煎汤（不宜久煎），3～10 g，或研末，1～3 g，或入丸剂，或浸酒。

【方　　例】1. 胃痛：了刁竹、香附各10 g，水煎服。

2. 牙痛：了刁竹10 g，水煎含咽服。

3. 风湿痹痛：了刁竹10 g，水煎服。

4. 湿疹：了刁竹30 g，水煎外洗。

5. 乳汁不下：了刁竹、王不留行、路路通各10 g，猪蹄

200 g，黄酒炖服。

6. 毒蛇咬伤：了刁竹、蛇王藤、半边莲、七星剑各10 g，水煎服。

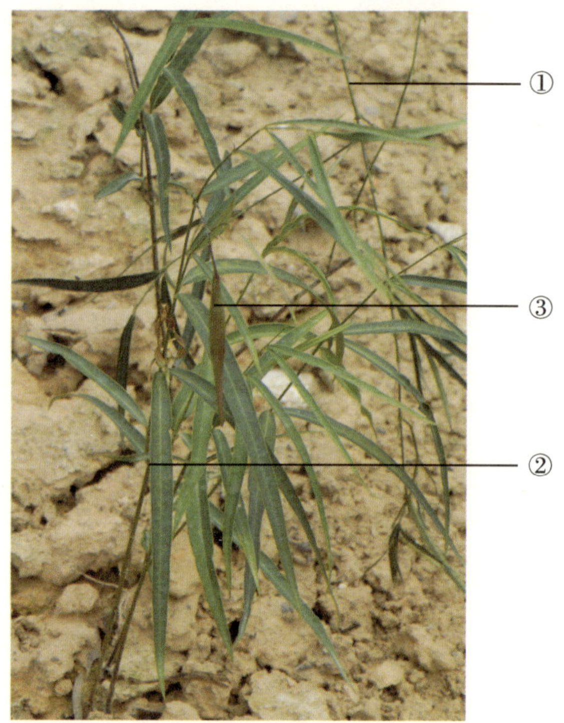


了刁竹原植物图

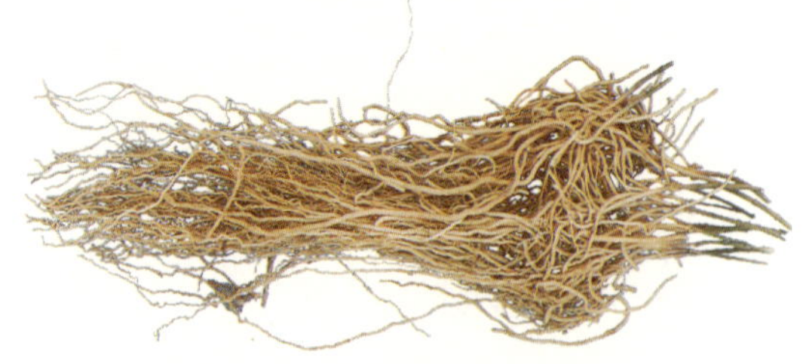

了刁竹药材图

# 【第六章　治巧坞病药】

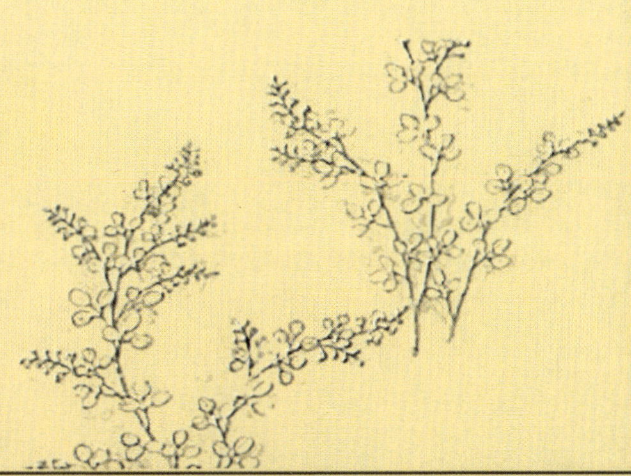

# 菖蒲

【壮　　名】Gobwzcangh

【别　　名】泥菖，水菖，水宿，茎蒲，白菖，溪荪，兰荪。

【来　　源】为天南星科植物菖蒲 *Acorus calamus* L. 的根茎。

【植物形态】草本。根茎横走，稍扁，外皮黄褐色，芳香，肉质根多数，具毛发状须根。叶基生，基部两侧膜质，叶鞘宽 4～5 mm，向上渐狭，叶片剑状线形，长 90～150 cm，中部宽 1～3 cm，基部宽，对折，中部以上渐狭，草质，绿色，光亮，中脉在两面均明显隆起（第 176 页上图①）。花序柄三棱形；叶状佛焰苞呈剑状线形（第 176 页上图②）；肉穗花序狭锥状圆柱形（第 176 页上图③）；花黄绿色；子房长圆柱形。浆果长圆形，红色。

【分　　布】广西各地均有栽培。

【采集加工】早春或冬末挖出根茎，剪去叶片和须根，洗净稍晾晒，撞去毛须即成。

【功效主治】调巧坞，调谷道，除湿毒，杀虫止痒。主治癫痫、中风、眩晕、失眠、咳嗽、痢疾、腹胀腹痛、风寒湿痹、疥疮、湿疮等。

【用法用量】内服：煎汤，3～6 g，或入丸、散剂。外用：适量，煎水洗，或研末调敷。

【方　　例】1. 癫痫、中风、痢疾、肠炎：菖蒲10 g，水煎服。

2. 眩晕：菖蒲、萝芙木根、野鸡冠花、过岗龙各10 g，玉米须6 g，土田七15 g，水煎服。

3. 健忘、惊悸：菖蒲、夜交藤、茯苓、龟板、龙骨各10 g，研末，每次5 g，开水送服。

4. 牙痛、疥疮：菖蒲适量，研末搽患处；水煎外洗。

5. 咳嗽：菖蒲10 g，白蚁巢20 g，杏仁、甘草各6 g，水煎服。

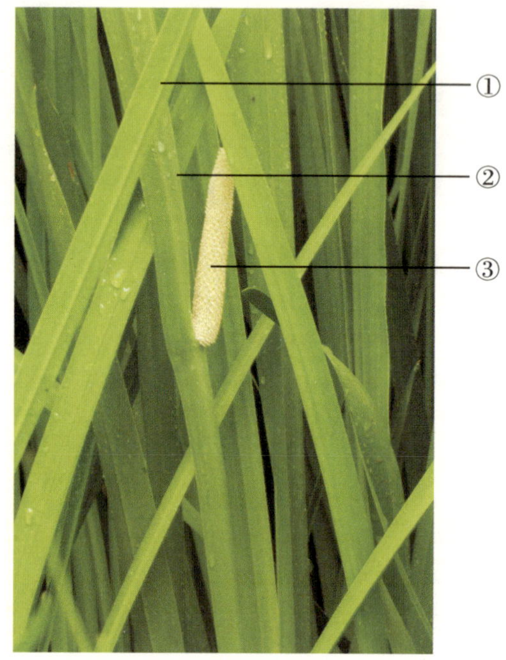


菖蒲原植物图

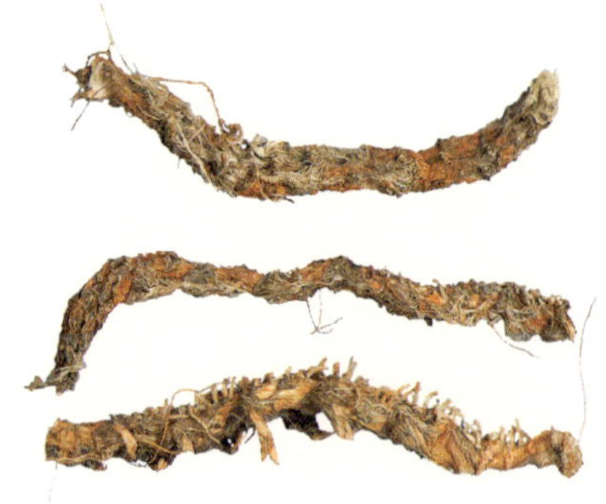

菖蒲药材图

## 石菖蒲

【壮　　名】Gosipraemx

【别　　名】野韭菜，水蜈蚣，香草，山菖蒲，苦菖蒲。

【来　　源】为天南星科植物石菖蒲 *Acorus tatarinowii* Schott 的根茎。

【植物形态】草本。根茎横卧，芳香，外皮黄褐色，根茎常被纤维宿存叶基。根肉质，具多数须根。叶片线形（第 178 页上图①），长20～30 cm，宽 7～13 mm，基部对折，先端渐狭，基部两侧膜质，叶鞘上延几达叶片中部，暗绿色，无中脉。叶状佛焰苞长为肉穗花序的 2～5 倍或更长（第 178 页上图②）；肉穗花序圆柱形，上部渐尖，直立或稍弯（第 178 页上图③）；花白色。幼果绿色，成熟时黄绿色或黄白色。

【分　　布】广西主要分布于宁明、武鸣、马山、德保、隆林、乐业、东兰、南丹、罗城、资源、昭平、陆川、博白、灵山、上思。

【采集加工】栽后 3～4 年收获。早春或冬末挖出根茎，剪去叶片和须根，洗净稍晾晒，撞去毛须即成。

【功效主治】调巧坞，祛风毒，调气机，除湿毒，除瘴毒，通龙路，止痛。主治癫痫、健忘、耳鸣、耳聋、腹痛、中风、风湿痹痛、跌打损伤、痈疽、疥癣。

【用法用量】内服：煎汤，干品 3～6 g，鲜品加倍，或入丸、散剂。外用：适量，煎水洗，或研末调敷。

【方　　例】1. 小儿癫痫：石菖蒲、制胆星各3 g，蚤休、僵蚕、郁金各5 g，钩藤6 g，水煎服。

2. 中风：鲜石菖蒲、生姜各25 g，共捣汁灌服。

3. 阴痒：石菖蒲、蛇床子等份，研为末，日搽 2～3 次。

4. 呕吐腹痛：蜘蛛香、石菖蒲各 10 g，水煎服。

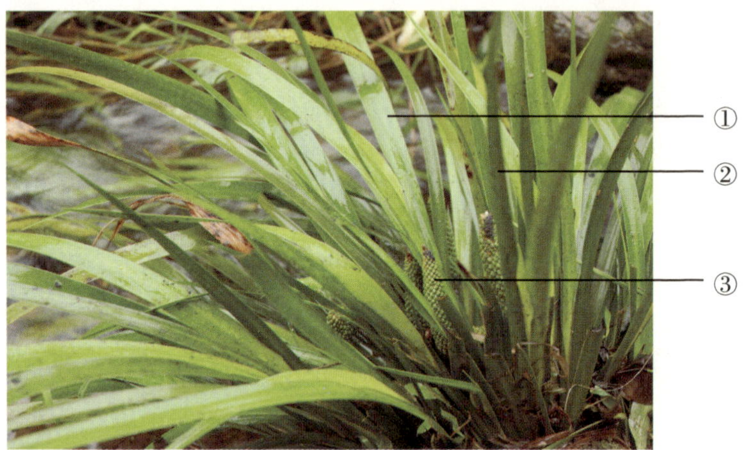


石菖蒲原植物图

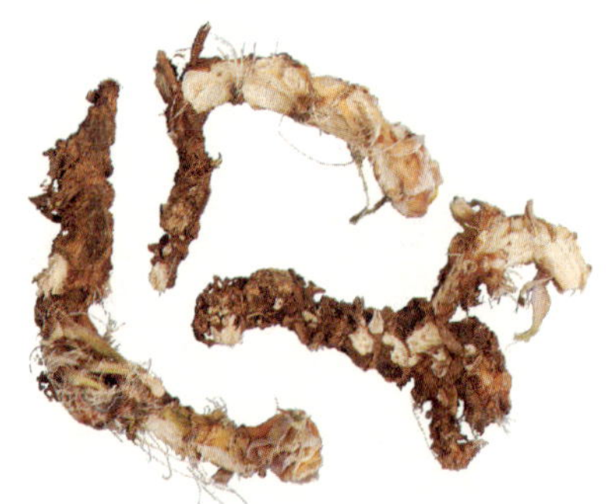

石菖蒲药材图

# 皂　角

【壮　　名】Byaekcikmou

【别　　名】皂荚，长皂夹，大皂夹，大皂角。

【来　　源】为豆科植物皂荚 *Gleditsia sinensis* Lam. 的果实。

【植物形态】乔木。刺粗壮，常有分枝，圆柱形。小枝无毛。一回偶数羽状复叶（第 180 页上图①），长 12～18 cm；小叶长圆形至卵状披针形（第 180 页上图②），长 3～8 cm，宽 1.5～3.5 cm，先端钝或渐尖，基部斜圆形或斜楔形，边缘有细锯齿。花杂性，排成腋生的总状花序；花萼钟状，有 4 片披针形裂片；花瓣 4 片，白色；雄蕊 6～8 枚；子房条形。荚果条形，微厚，黑棕色，被白色粉霜。（第 180 页上图③）

【分　　布】广西主要分布于阳朔。

【采集加工】秋季采摘果实后，晒干即可。

【功效主治】调巧坞，通气道，通龙路，通乳。主治癫痫、产后缺乳、咳嗽气喘、咽痛、白喉、乳痈、痛经、便秘、肠风下血、痢疾、瘰疬、肿毒、疮癣。

【用法用量】内服：煎汤，3～9 g，或入丸、散剂。外用：适量，研末调敷。

【方　　例】1. 癫痫：皂角3 g，水煎服。如不省人事、牙关紧闭，用皂角、薄荷、水菖蒲等量研末，取少量吹入鼻腔，促其苏醒。

2. 缺乳、乳腺炎：皂角3 g，水煎服。

3. 咳嗽气喘：皂角3 g，水煎服。

4. 咽喉炎、白喉：皂角30 g，研末，每次取少许吹入喉中。

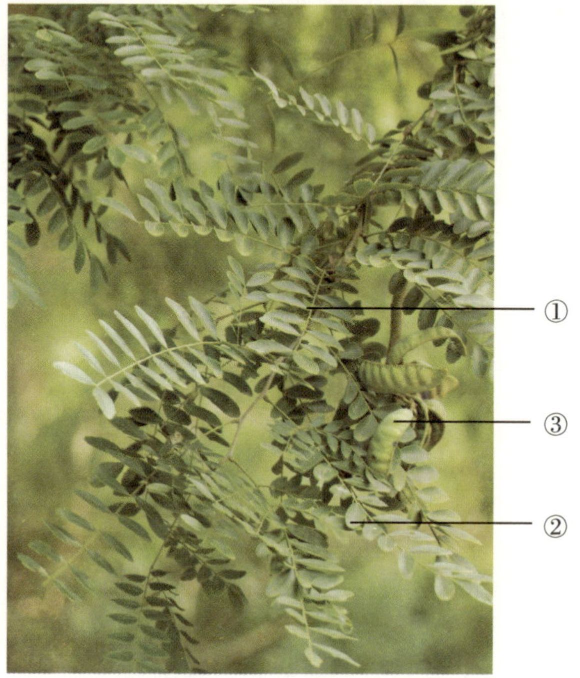


皂角原植物图

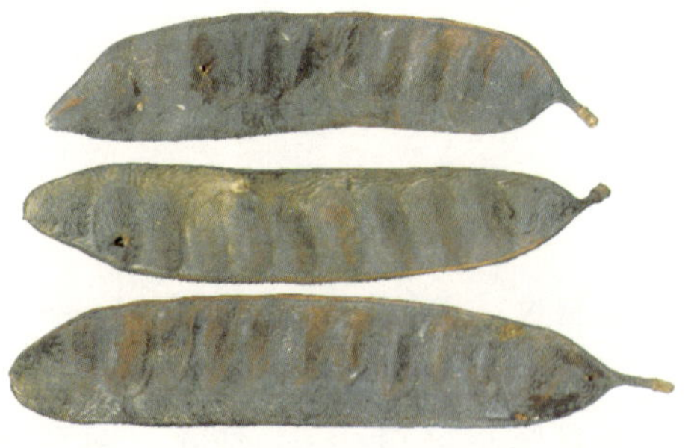

皂角药材图

# 第七章　止血药

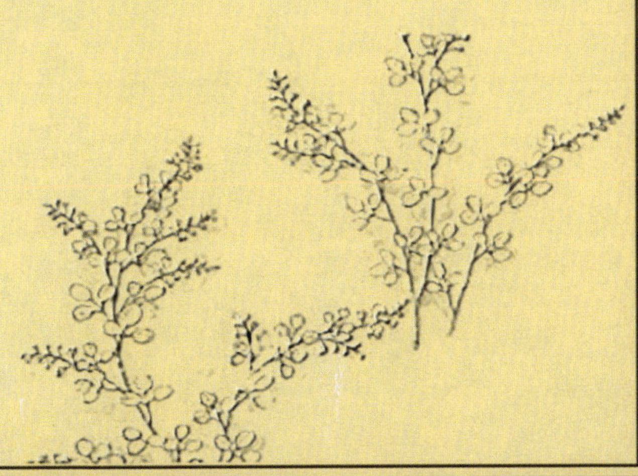

## 飞龙掌血

【壮　　名】Goraenlwedsanq

【别　　名】血莲肠，见血飞，血见愁，飞龙斩血，小金藤，散血丹。

【来　　源】为芸香科植物飞龙掌血 *Toddalia asiatica* (L.) Lam. 的根及茎。

【植物形态】木质藤本。枝干均密被倒钩刺，枝具白色皮孔。叶互生，具柄，三出复叶；小叶片椭圆形、倒卵形、长圆形至倒披针形（第 184 页上图①），长 5～9 cm，宽 2～4 cm，先端急尖或微尖，基部楔形，边缘具细圆锯齿或皱纹，革质，有腺点。花单性，白色、青色或黄色；萼片 4～5 片；花瓣4～5 片。雄花有雄蕊 4～5 枚；雌花有不育雄蕊 4～5 枚，子房被毛。果熟时橙黄色至朱红色，有深色腺点，果皮肉质，表面有3～5 条微凸起的肋纹。（第 184 页上图②）

【分　　布】广西各地均有分布。

【采集加工】秋、冬季采收，洗净，切段，晒干。

【功效主治】有小毒。通龙路，祛风毒，止血。主治各种血证、风湿痹痛、腰痛、胃痛、痛经、闭经、跌打损伤、痈疮。

【用法用量】内服：水煎服，9～15 g。外用：鲜品适量，捣敷，干品研末撒患处或调敷。

【方　　例】1. 吐血、衄血：飞龙掌血、红白二丑、茅根各15 g，水煎服。

2. 风湿痹痛：飞龙掌血根皮15 g，水煎服，亦可浸酒服。

3. 腰痛：飞龙掌血、下山虎各30 g，活血藤、山蒌各50 g，浸酒外擦患处。

4. 闭经、痛经：飞龙掌血、艾叶、陈棕炭、百草霜各

15 g，水煎服。

5. 跌打损伤、外伤出血：飞龙掌血、冰片各适量，研末调敷患处。

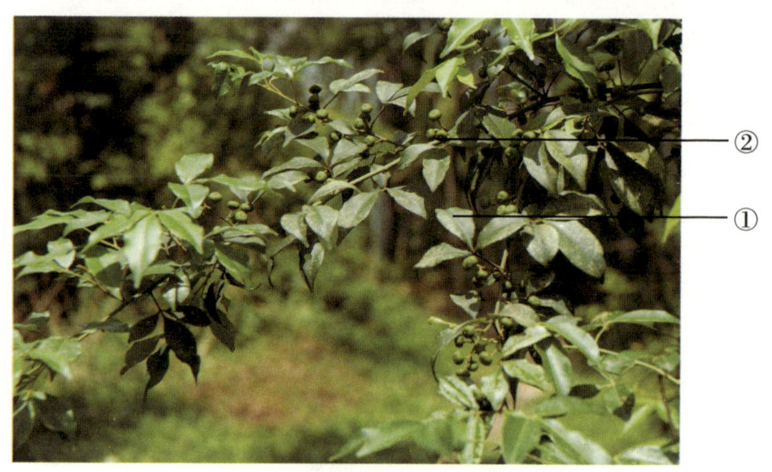


飞龙掌血原植物图

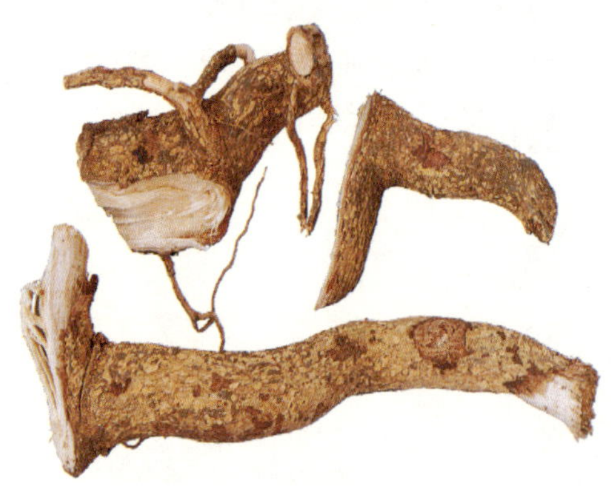

飞龙掌血药材图

## 龙血竭

【壮　　名】Meizlwedlungz

【别　　名】山竹蔗，马骝蔗。

【来　　源】为百合科植物剑叶龙血树 *Dranaena cochinchinensis*（Lour.）S. C. Chen 含脂木材经提取而得的树脂。

【植物形态】乔木状。树皮灰白色，光滑，老时灰褐色，片状剥落。幼枝有环状叶痕。叶聚生茎或枝顶端，互相套叠，剑形，薄革质，长 50～100 cm，宽 2～5 cm，向基部略变窄而后扩大，包茎，无柄，基部和茎、枝顶端带红色。（第 186 页上图①）圆锥花序长（第 186 页上图②）；花两性，乳白色；花被片基部合生；花丝扁平，近线形，上部有红棕色瘤点；子房 3 室，花柱细，长丝状，柱头头状，3 裂。浆果近球形，橘黄色。（第 186 页上图③）

【分　　布】广西主要分布于靖西、龙州、凭祥、大新、宁明。

【采集加工】取老树含脂木材打碎，经乙醇提取而得树脂。

【功效主治】有小毒。通龙路、火路，生肌止血。主治各种血证、跌打损伤、痢疾、小儿疳积。

【用法用量】内服：研末，1～1.5 g，或入丸剂。外用：适量，研末调敷，或入膏药内敷贴。

【方　　例】1. 跌打损伤：龙血竭1 g，田七2 g，研末，黄酒调服。

2. 衄血：龙血竭、蒲黄各等份，研末吹入鼻孔。

3. 咯血：龙血竭1 g，三角草15 g，后者水煎取汁与前者冲服。

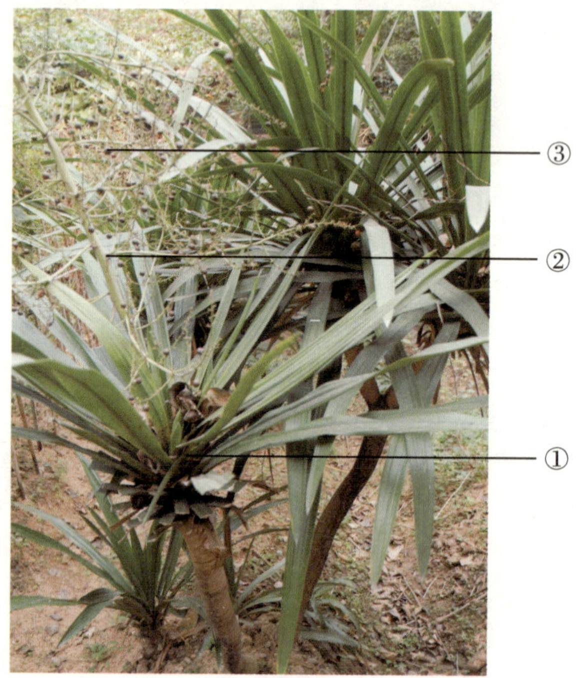


龙血竭原植物图

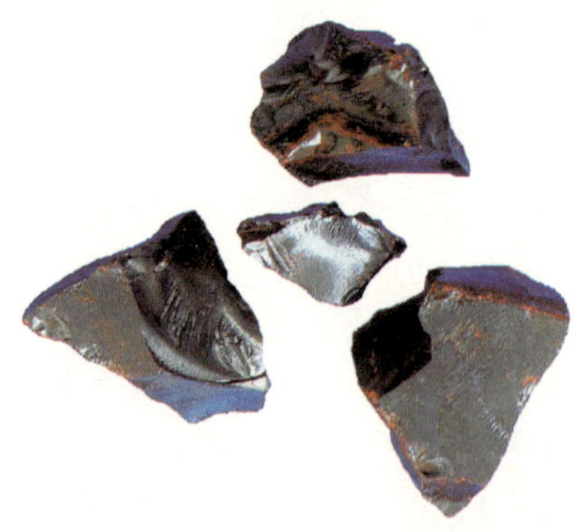

龙血竭药材图

## 龙芽草

【壮　　名】Nyacaijmaj

【别　　名】仙鹤草，龙牙草，狼牙草，子母草。

【来　　源】为蔷薇科植物龙芽草 *Agrimonia pilosa* Ledeb. 的地上部分。

【植物形态】草本。茎被疏柔毛及短柔毛。奇数羽状复叶互生；托叶镰形；小叶有大小两种，相间生于叶轴上，3～4对，倒卵形至倒卵状披针形（第 188 页上图①），长 1.5～5 cm，宽 1～2.5 cm，先端急尖至圆钝，稀渐尖，基部楔形，边缘有圆钝锯齿（第 188 页上图②），有显著腺点。总状花序（第 188 页上图③）；萼片 5 片，三角卵形；花瓣 5 片，长圆形，黄色（第 188 页上图④）；雄蕊 5～15 枚。瘦果倒卵状圆锥形，外面有 10 条肋，先端有数层钩刺。

【分　　布】广西主要分布于乐业、靖西、南宁、贵港、玉林、岑溪、苍梧、富川、平乐、恭城、灌阳、三江。

【采集加工】开花前枝叶茂盛时采收，割取地上部分切段，晒干或鲜用。

【功效主治】调龙路，收敛止血，止痢，杀虫。主治各种血证、泄泻、痢疾、脱力劳伤、疟疾、阴痒。

【用法用量】内服：煎汤，10～15 g（大剂量可用 30～60 g），或入散剂。外用：鲜品适量，捣敷，或熬膏涂敷。

【方　　例】1. 咯血、吐血：龙芽草15 g，红铁树20 g，水煎白糖调服。

2. 尿血、崩漏、痢疾：龙芽草15 g，水煎服。

3. 鼻衄、便血：龙芽草15 g，地骨皮、旱莲草、生地各10 g，水煎服。

4. 烧烫伤：龙芽草、三叶人字草、毛算盘、紫背金牛、红网子藤、草鞋根、黄花毒各20 g，共捣烂炒黄，水煎服。

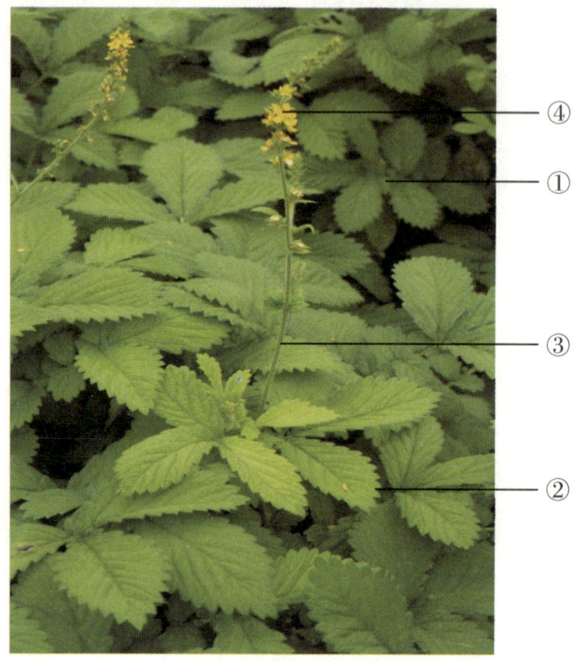


龙芽草原植物图

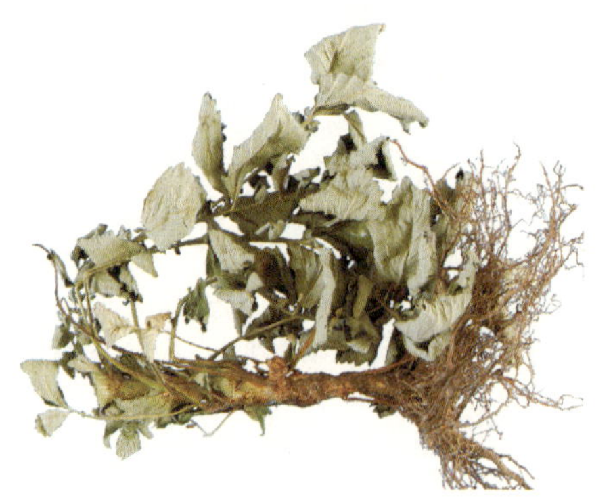

龙芽草药材图

# 田　七

【壮　　名】Godienzcaet

【别　　名】三七，山漆，金不换，血参，人参三七，参三七，滇三七。

【来　　源】为五加科植物三七 *Panax notoginseng* (Burk.) F. H. Chen ex C. Chow 的根。

【植物形态】草本。根茎短，老茎残留痕迹。根粗壮，倒圆锥形或短圆柱形，外皮黄绿色至棕黄色。茎圆柱形。掌伏复叶，3～6 片轮生于茎端；小叶 3～7 片，小叶片椭圆形至长圆状倒卵形（第 190 页上图①），长 5～14 cm，宽 2～5 cm，中央数片较大，边缘有细锯齿，表面沿脉有细刺毛。伞形花序（第 190 页上图②）；花常两性；花萼绿色，先端通常 5 齿裂；花瓣 5 片，长圆状卵形，黄绿色；雄蕊 5 枚；雌蕊 1 枚，子房下位。核果浆果状，近肾形。（第 190 页上图③）

【分　　布】广西主要分布于田东、德保、靖西、那坡等地。

【采集加工】种植第三年后夏、秋季采收。去须根，曝晒至半干，用力搓揉，再曝晒，重复数次，置麻袋中加蜡打光。

【功效主治】通龙路、火路，补血，止血，止痛。主治各种血证、跌打瘀肿、胸痹、血瘀经闭、痛经、产后瘀阻腹痛。熟田七还补血、活血、益气。

【用法用量】内服：煎汤，3～9 g，或研末，1～3 g，或入丸、散剂。外用：鲜品适量，磨汁涂，或研末调敷。

【方　　例】1. 气血虚弱：田七3 g，土人参6 g，研细末，蒸肉饼吃。

2. 咯血、衄血、吐血、便血：田七6 g，茅根、白及、牡蛎各10 g，大黄3 g，水煎服。

3. 崩漏、产后出血：田七、血余炭各3 g，研末，米酒冲服。

4. 跌打损伤、外伤出血：田七适量研末，每次3 g，黄酒冲服；外用田七粉掺伤口。

5. 冠心病、心绞痛：田七粉0.45 g，吞服，每日5次，重症加倍。

6. 胃痛：田七3 g，山乌龟、鸡矢藤各10 g，水煎服。

7. 痛经：田七末 2～3 g，经前或经行痛时，温开水送服。

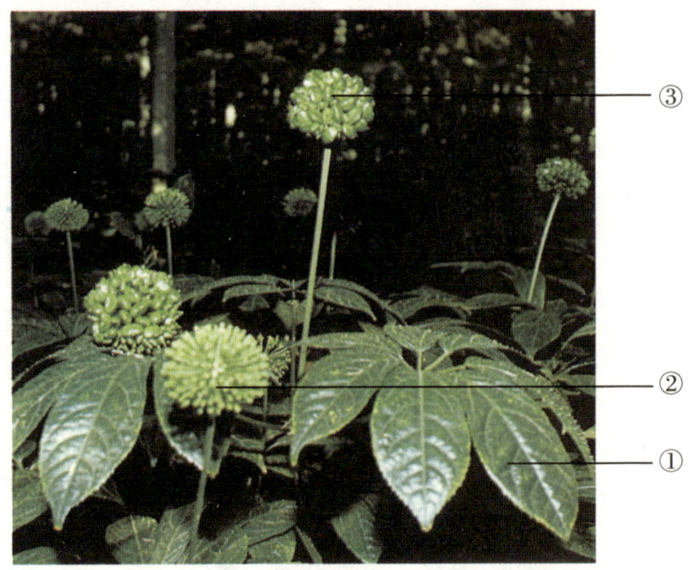


田七原植物图

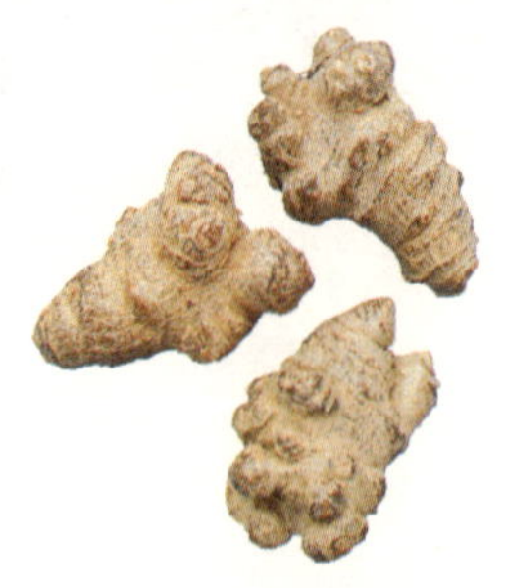

田七药材图

# 第八章 止痛药

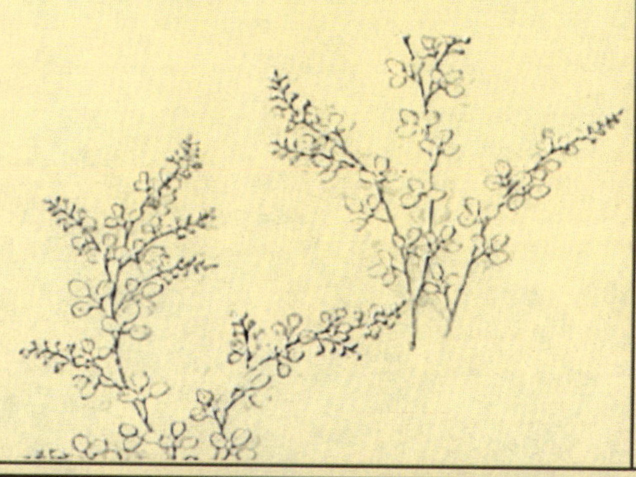

# 蔓荆子

【壮　　名】Gomanhingzswj

【别　　名】蔓荆实，荆子，万荆子，三叶蔓荆子，蔓青子。

【来　　源】为马鞭草科植物蔓荆 *Vitex trifolia* L. 的果实。

【植物形态】灌木。小枝四棱形，密生细柔毛。三出复叶，对生，有时偶有单叶，小叶片卵形、长倒卵形或倒卵状长圆形（第 194 页上图①），长 2.5～9 cm，宽 1～3 cm，先端钝或短尖，基部楔形，全缘。圆锥花序顶生，梗密被灰白色茸毛（第 194 页上图②）；花萼钟形，先端 5 浅裂；花冠淡紫色或蓝紫色，先端 5 裂，二唇形；雄蕊 4 枚，伸于花冠外；子房密生腺点。核果近圆形（第 199 页上图③），熟时黑色；萼宿存。

【分　　布】广西主要分布于龙州、宁明、北流、岑溪等地。

【采集加工】秋季果实成熟时采收，除去杂质，晒干。

【功效主治】清热毒，祛风毒，调巧坞，止痛。主治痧病、头痛、牙痛、火眼、白内障、风湿痹痛。

【用法用量】内服：煎汤，6～10 g，或浸酒，或入丸、散剂。外用：适量，煎汤外洗。

【方　　例】1. 头痛：蔓荆子10 g，米酒500 mL，浸泡 7 天，每次服10 mL。

2. 火眼：蔓荆子、荆芥各10 g，白蒺藜、柴胡、防风各5 g，甘草3 g，水煎服。

3. 白内障：蔓荆子、黄芪、土人参各10 g，黄檗、白芍各6 g，炙甘草3 g，水煎服。

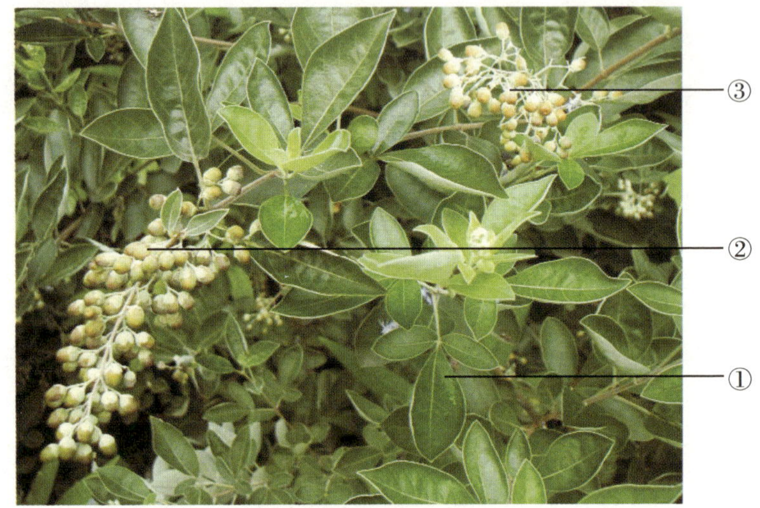


蔓荆子原植物图

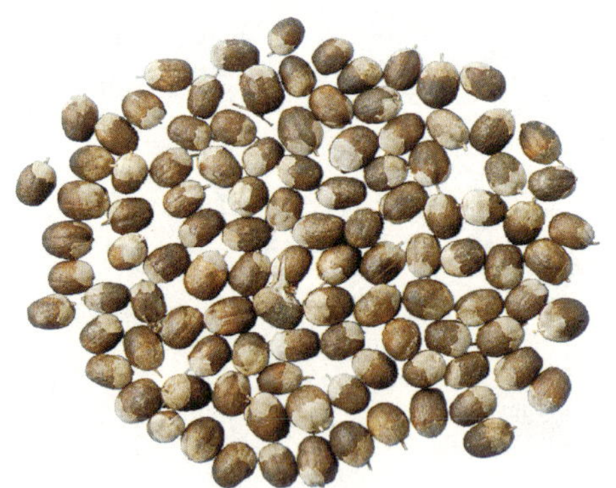

蔓荆子药材图

## 土荆芥

【壮　　名】Caebceuj

【别　　名】鹅脚草，红泽兰，天仙草，臭草，钩虫草，鸭脚草，臭蒿。

【来　　源】为藜科植物土荆芥 *Chenopodium ambrosioides* L. 的全草。

【植物形态】草本。茎有棱。单叶互生，叶片披针形至长圆状披针形（第196页上图①），长3～16 cm，宽5 cm，先端短尖或钝，下部的叶边缘有不规则钝齿或呈波浪形，上部的叶片较小，线形或线状披针形，全缘，揉之有一种特殊的香气。穗状花序腋生（第196页上图②）；花小，绿色，两性或雌性，簇生于上部叶腋；花被5裂，结果时常闭合；雄蕊5枚；花柱不明显，柱头通常3枚，伸出花被外。胞果扁球形，完全包于花被内。

【分　　布】分布于广西各地。

【采集加工】8月下旬至9月下旬收割全草，摊放在通风处，或捆束悬挂阴干，避免日晒及雨淋。

【功效主治】有大毒。祛风毒，除湿毒，通龙路，杀虫止痒，止痛。主治肠虫病、头虱、皮肤湿疹、疥癣、风湿痹痛、闭经、痛经、口疮、咽痛、跌打损伤、蛇虫咬伤。

【用法用量】内服：煎汤，干品3～9 g，鲜品15～25 g。外用：适量，煎水洗或捣敷。

【方　　例】1. 钩虫病、蛔虫病：土荆芥干粉3 g，开水送服。

2. 头虱：土荆芥鲜品，捣烂，加茶油敷。

3. 风湿痹痛：土荆芥鲜根9 g，水煎服。

4. 脚癣、湿疹：土荆芥鲜全草适量，水煎，洗患处。

5. 口疮、咽痛：土荆芥9 g，金银花15 g，大青叶15 g，水煎服。

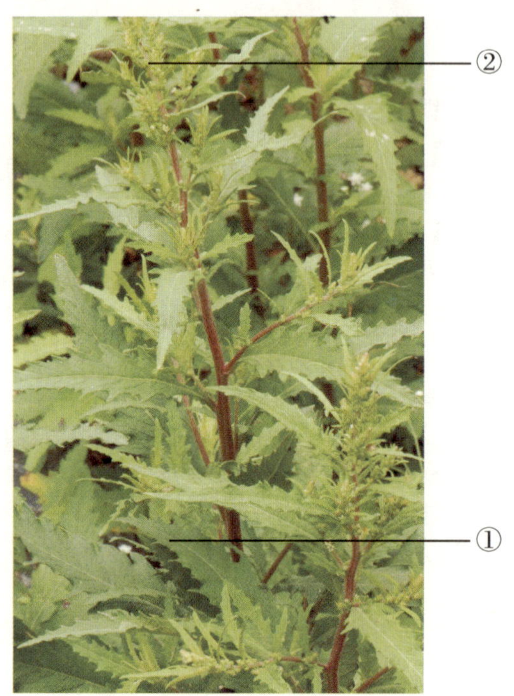


土荆芥原植物图

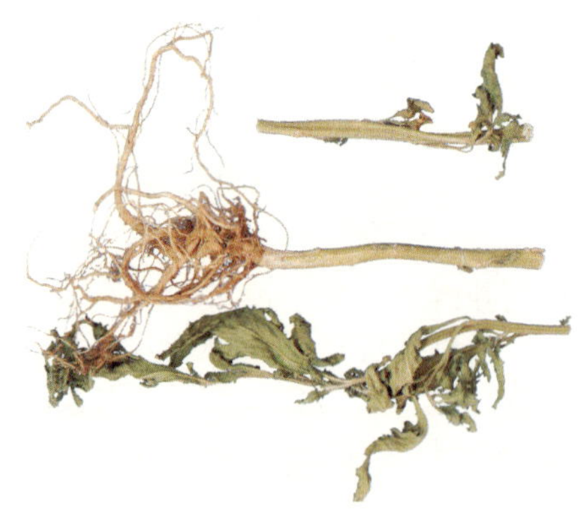

土荆芥药材图

# 娃儿藤

【壮　　名】Gosamcibloegdang

【别　　名】鸡骨香，老君须，三十六荡，土细辛，藤叶细辛，哮喘草，白龙须，藤霸王。

【来　　源】为萝藦科植物卵叶娃儿藤 *Tylophora ovata* (Lindl.) Hook. ex Steud. 的全株。

【植物形态】攀缘灌木。茎上部缠绕，全株被锈色黄柔毛。须根淡黄白色，有香味。单叶对生，叶片卵形（第 198 页上图①），长 2.5～6 cm，宽 2～5.5 cm，先端急尖，具小尖头，基部浅心形，全缘。聚伞花序伞房状，腋生，通常有不规则二歧（第 198 页上图②）；花萼 5 裂，淡黄绿色；花冠 5 深裂，辐射状，淡黄色或黄绿色（第 198 页上图③）；副花冠裂片卵形；雄蕊 5 枚，花丝连成筒状，包围雌蕊，紫色，花药 2 室；子房由 2 枚离生心皮组成，柱头五角状。蓇葖果双生，圆柱状披针形。种子卵形，先端截形，具白色绢质种毛。

【分　　布】广西主要分布于贺州、藤县、平南、桂平、陆川、博白、上思、武鸣等地。

【采集加工】全年均可采，洗净，晒干备用。

【功效主治】有小毒。通龙路，祛风毒，除湿毒，化痰止咳，散瘀止痛，解蛇毒。主治胃痛、牙痛、肝硬化腹水、风湿痹痛、咳喘痰多、跌打肿痛、毒蛇咬伤。

【用法用量】内服：煎汤，3～10 g，或研末。外用：鲜品适量，捣敷。

【方　　例】1. 风湿痹痛：娃儿藤根9 g，牛尾菜3 g，水煎服。

2. 胃痛：娃儿藤10 g，鸡矢藤15 g，水煎服。

3. 肝硬化腹水：娃儿藤10 g，雷公根20 g，猪脊骨200 g，水煎服。

4. 跌打肿痛：娃儿藤10 g，当归藤10 g，肿节风10 g，水煎服。

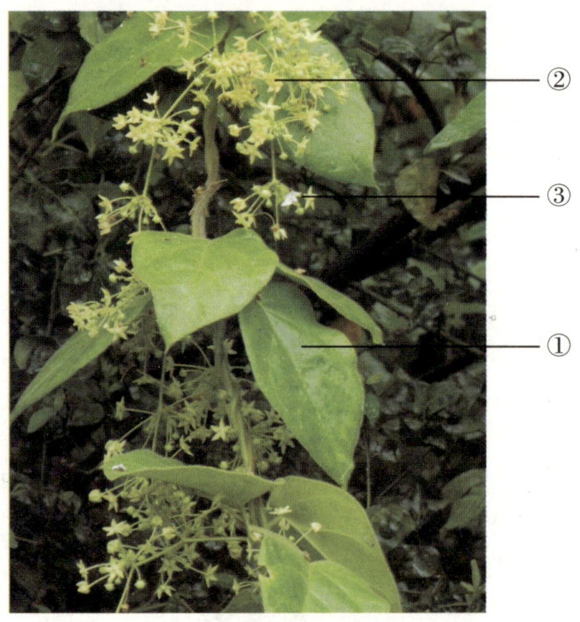


娃儿藤原植物图

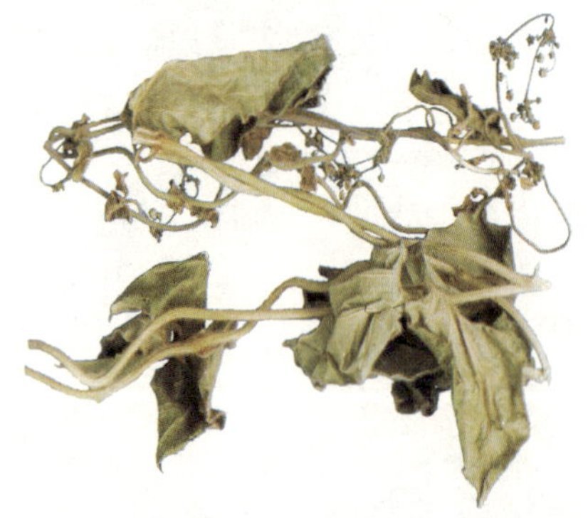

娃儿藤药材图

# 第九章　驱虫药

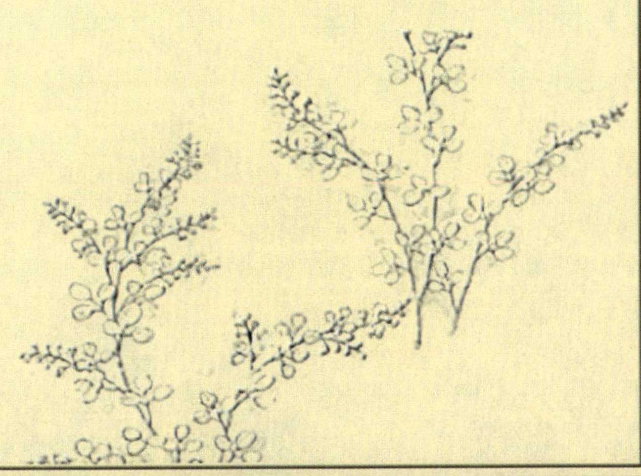

# 苦楝

【壮　　名】Meizlenh

【别　　名】楝树，翠书，苦楝皮，森树，金斗木，相心树。

【来　　源】为楝科植物楝 *Melia azedarach* Linn. 的树皮。

【植物形态】乔木。树皮暗褐色，纵裂。老枝紫色，有多数细小皮孔。二至三回奇数羽状复叶互生，小叶卵形至椭圆形（第 202 页上图①），长 3～7 cm，宽 2～3 cm，先端长尖，基部宽楔形或圆形，边缘有钝尖锯齿，上面深绿色，下面淡绿色。圆锥花序；花萼 5 裂，裂片披针形，两面均有毛；花冠淡紫色，花瓣 5 片，倒披针形；雄蕊管常暗紫色；子房上位。核果圆卵形或近球形，淡黄色。（第 202 页上图②）

【分　　布】广西各地均有分布。

【采集加工】春、夏季采收，晒干。

【功效主治】有毒。杀虫，疗癣。主治蛔虫病、钩虫病、蛲虫病、阴道滴虫病、疥疮、头癣。

【用法用量】内服：煎汤，干品 6～15 g，鲜品 15～30 g，或入丸、散剂。外用：适量，煎水洗，或研末调敷。

【方　　例】1. 肠道寄生虫病：苦楝皮、槟榔各 10g，水煎加红糖适量，睡前空腹服。儿童酌减。

2. 疥疮、头癣：苦楝皮研末，调醋外搽患处。

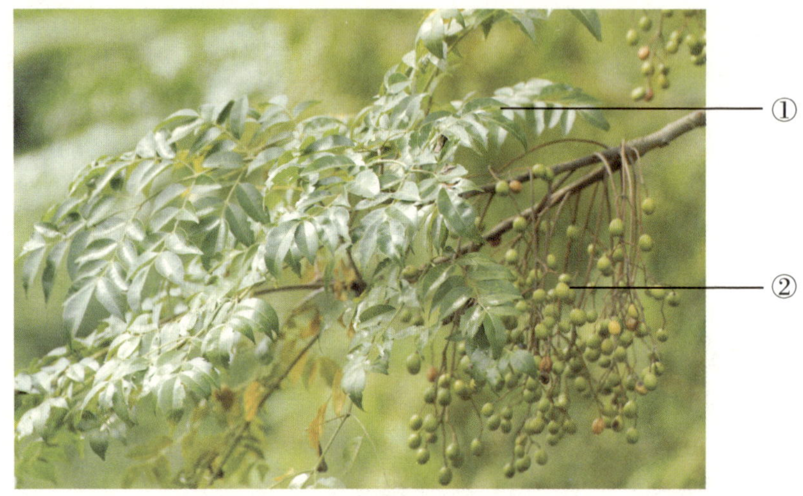


苦楝原植物图

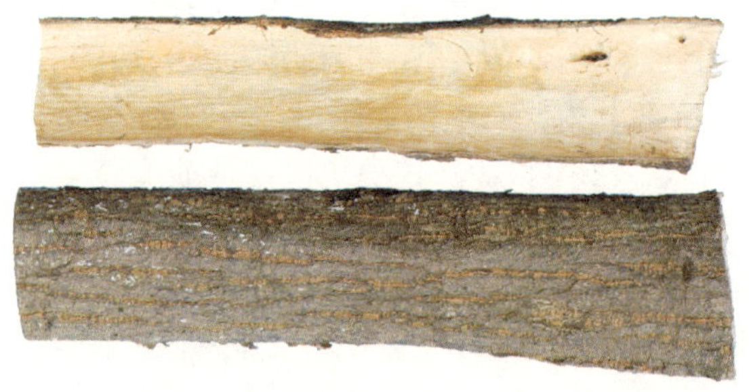

苦楝药材图

## 使君子

【壮　　名】Swjginhswj

【别　　名】留求子，史君子，索子果，冬君子，病柑子，君子仁。

【来　　源】为使君子科植物使君子 *Quisqualis indica* L. 的果实。

【植物形态】攀缘状灌木。叶片膜质，卵形或椭圆形（第 204 页上图①），长 5～11 cm，宽 2.5～5.5 cm，先端短渐尖，基部钝圆。穗状花序组成伞房状花序，花两性；苞片卵形至线状披针形，被毛；萼管被黄色柔毛，萼 5 齿裂；花瓣 5 片，先端钝圆，初为白色，后转为淡红色；雄蕊 10 枚，2 轮；子房下位。果卵形，具明显的锐棱角 5 条，成熟时外果皮青黑色或栗色。（第 204 页上图②）

【分　　布】广西主要分布于南宁、玉林、桂林等地。

【采集加工】秋季果皮变紫黑时采收，除去杂质，晒干。

【功效主治】有小毒。杀虫，通谷道。主治虫积、疳积、腹胀、泄泻、痢疾。

【用法用量】内服：煎汤（捣碎入水煎），6～15 g，或入丸、散剂，或去壳炒香嚼服。

【方　　例】1. 小儿蛔虫病：使君子、苦楝皮、陈皮各 9 g，槟榔10 g，木香、枳壳各6 g，大黄3 g（后下），甘草 3 g，水煎服。

2. 蛔虫病、蛲虫病、小儿疳积：使君子9 g（去壳取仁），水煎服或炒熟嚼食。小儿每岁每日服 1 粒至 1 粒半，总量不超过 20 粒。

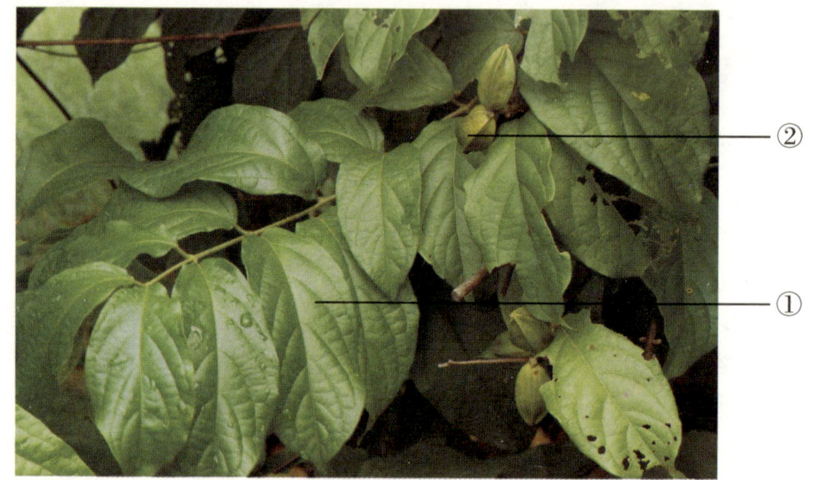


使君子原植物图

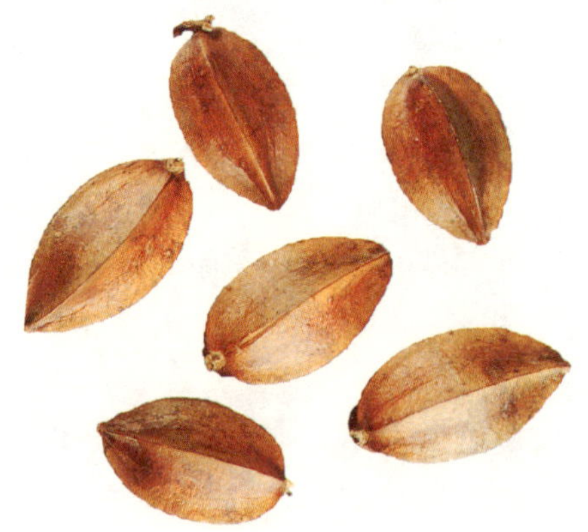

使君子药材图

# 【第十章　收涩药】

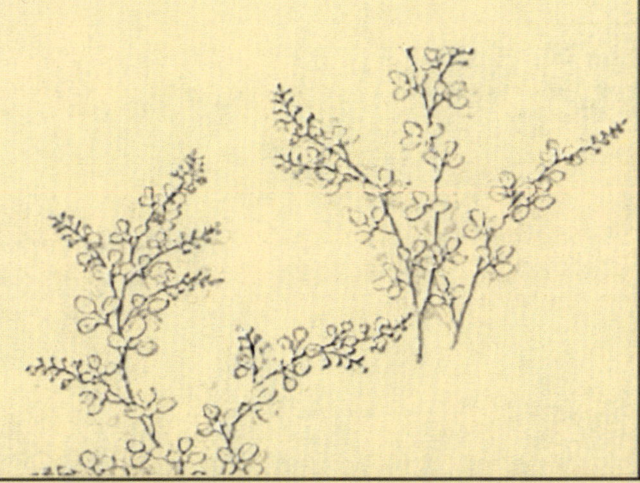

## 金樱子

【壮　　名】Ginhyinghswj

【别　　名】刺榆子，刺梨子，金罂子，山石榴，山鸡头子，糖莺子。

【来　　源】为蔷薇科植物金樱子 *Rosa laevigata* Michx. 的果实。

【植物形态】常绿攀缘灌木。茎无毛，有钩状皮刺和刺毛。羽状复叶，叶柄和叶轴具小毛刺和刺毛，小叶革质，通常 3 片，稀者 5 片，椭圆状卵形或披针形（第 208 页上图①），长 2.5～7 cm，宽 1.5～4.5 cm，先端急尖或渐尖，基部近圆形，边缘具细齿状锯齿，无毛，有光泽。花单生于侧枝顶端，花梗和萼筒外面均密被刺毛；萼片 5 裂；花瓣 5 片，白色（第 208 页上图②）；雄蕊多数；心皮多数，柱头聚生于花托口。果实倒卵形，紫褐色，外面密被刺毛。（第 208 页上图③）

【分　　布】广西主要分布于凌云、那坡、南宁、桂平、阳朔。

【采集加工】8～11 月果实成熟变红时采收，晒干，除去毛刺。

【功效主治】调水道，固精，涩肠，止带。主治遗精、滑精、遗尿、尿频、久泻、久痢、淋证、带下、崩漏、脱肛、子宫下垂。

【用法用量】内服：煎汤，9～15 g，或入丸、散剂，或熬膏。

【方　　例】1. 遗精：金樱子、海螵蛸、熟地各15 g，蛇床子、五味子各10 g，水煎服。

2. 遗尿：金樱子、桑螵蛸、菟丝子各15 g，益智仁12 g，山药20 g，肉桂6 g（研末冲服），水煎服。

3. 淋证：金樱子、草鞋根、玉米须、牛膝各15 g，车前草30 g，荠菜10 g，水煎服。

4. 带下：金樱子、莲须、山药、苍术各15 g，牡蛎、龙骨各20 g，白芷5 g，水煎服。

5. 慢性肾炎：金樱子15 g，白术10 g，薏苡仁20 g，水煎服。

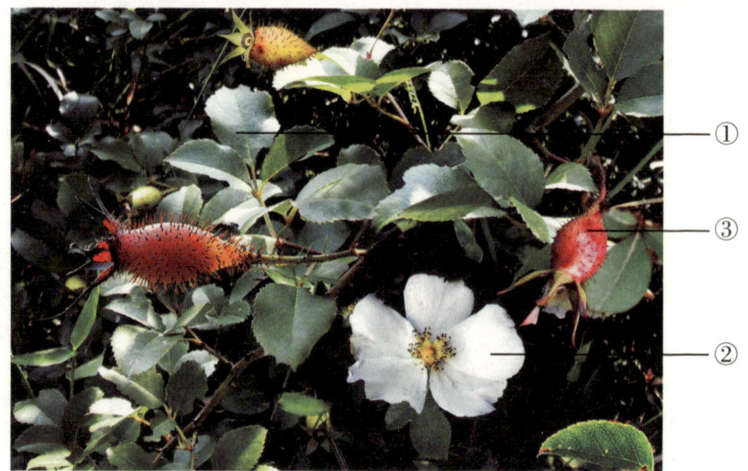


金樱子原植物图

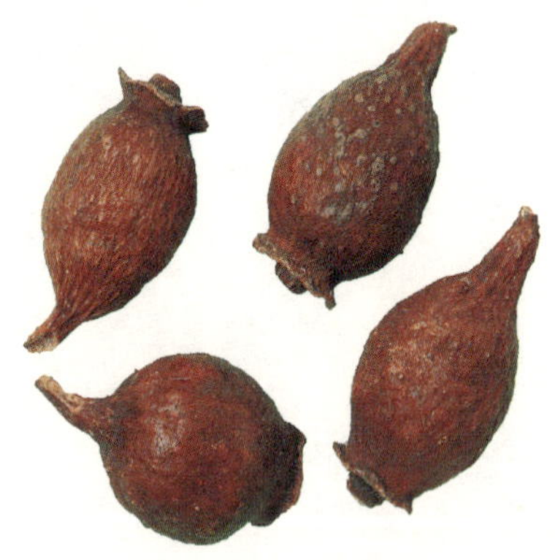

金樱子药材图

## 毛果算盘子

【壮　　名】Aenmoedgunj

【别　　名】毛漆，毛七哥，毛七公，大毛七，漆大姑。

【来　　源】为大戟科植物毛果算盘子 *Glochidion eriocarpum* Champ. ex Benth. 的枝叶。

【植物形态】灌木。枝密被淡黄色扩展的长柔毛。叶互生，被密毛，叶卵形或狭卵形（第 210 页上图①），长 3～9 cm，宽 1.5～4 cm，先端渐尖，基部钝或截平或圆形，全缘，两面均被长柔毛。花淡黄绿色，单性同株。雄花生于叶腋，萼片 6 片，雄蕊 3 枚；雌花常单生于上部叶腋内，萼片 6 片，长圆形，其中 3 片较狭，两面均被长柔毛，子房扁球形，密被柔毛。蒴果扁球形，顶部凹入，具 5 条纵沟，密被长柔毛。（第 210 页上图②）

【分　　布】广西主要分布于贺州、平南、防城港、上林、马山、靖西、那坡、乐业、罗城、柳江。

【采集加工】夏、秋季采，鲜用或晒干。

【功效主治】清热毒，除湿毒，调谷道，止痒，收涩。主治泄泻、痢疾、风湿性关节痛、牙痛、皮肤过敏、风疹、湿疹、烧伤、乳痈。

【用法用量】内服：煎汤，5～15 g。外用：适量，煎水洗，或捣敷，或研末敷。

【方　　例】1. 泄泻、痢疾：毛果算盘子全株15 g，水煎服。

2. 风湿性关节痛、牙痛：毛果算盘子15 g，水煎服。

3. 皮肤过敏、风疹、湿疹：毛果算盘子鲜枝，水煎外洗患处。

4. 烧伤：毛果算盘子鲜叶，水煎外洗，或用根研末撒创面。

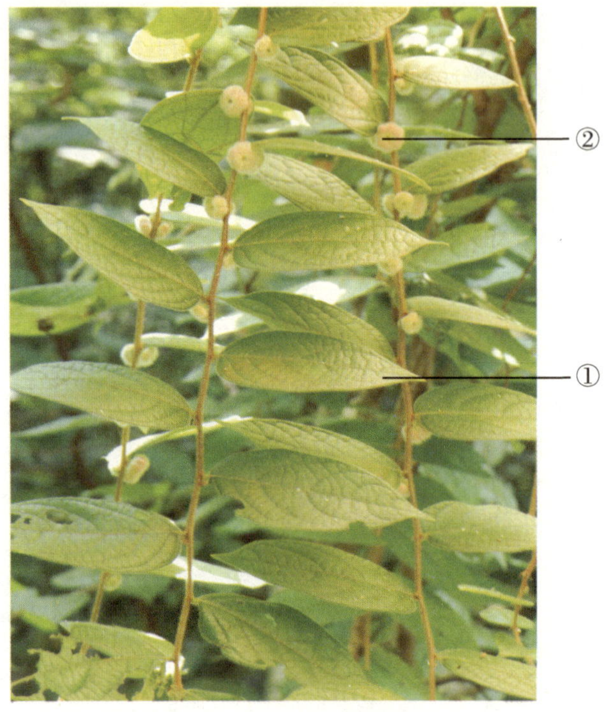


毛果算盘子原植物图

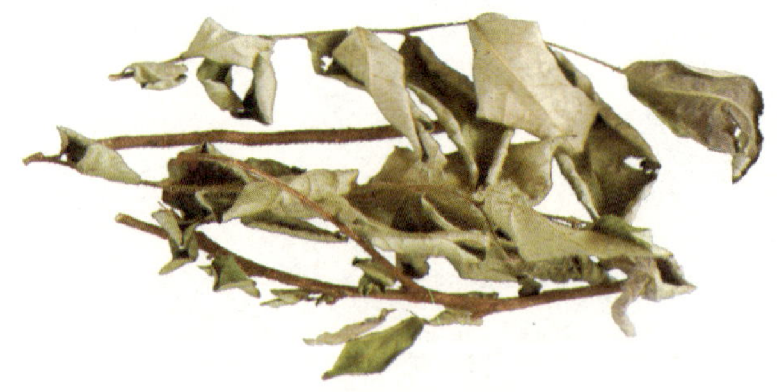

毛果算盘子药材图

## 算盘子

【壮　　名】Anzmoedlwngj

【别　　名】野南瓜，柿子椒，地金瓜，果盒仔。

【来　　源】为大戟科植物算盘子 *Glochidion puberum* (L.) Hutch. 的根。

【植物形态】灌木。小枝灰褐色，密被锈色或黄褐色短柔毛。叶互生，叶长圆形至长圆状卵形或披针形（第 212 页上图①），长 3～9 cm，宽 1.2～3.5 cm，先端钝至急尖，常具小尖头，基部楔形至钝形。花雌雄同株或异株，花小，无花瓣，萼片 6 片，2 轮。雄花萼片长圆形至狭长圆形或长圆状倒卵形，外被疏短柔毛，雄蕊 3 枚，合生成柱状，无退化子房；雌花花梗密被柔毛，花萼与雄花花萼相似。蒴果扁球形，常具 8～10 条明显纵沟，成熟时带红色。（第 212 页上图②）

【分　　布】广西各地均有分布。

【采集加工】秋季采挖，拣净杂质，晒干。

【功效主治】有小毒。清热毒，除湿毒，调气机，通龙路，收涩。主治痧病、发热、咽痛、咳嗽、牙痛、痢疾、黄疸、淋证、带下、痛经、闭经。

【用法用量】内服：煎汤，15～30 g。外用：适量，煎水熏洗。

【方　　例】1. 痧病：算盘子根30 g，生姜15 g，食盐15 g，水煎服。

2. 久咳：算盘子根30 g，炖猪蹄吃，早晚各 1 次。

3. 牙痛：算盘子根皮30 g，猪肉250 g，同煮服。

4. 泄泻：算盘子根10 g，鸡内金5 g，地茄10 g，黄荆子5 g，紫珠10 g，水煎服。

5. 黄疸：算盘子根30 g，白米 30～60 g，炒焦黄后水煎服。

6. 淋证：算盘子鲜根90 g，车前子12 g，水煎服。

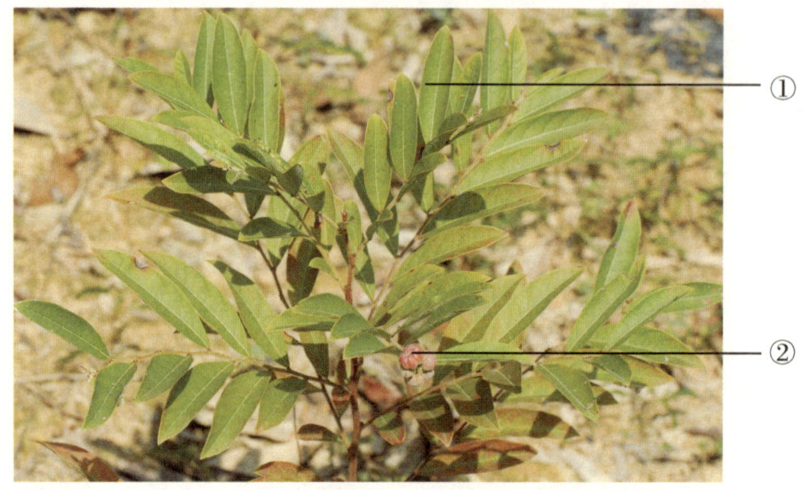


算盘子原植物图

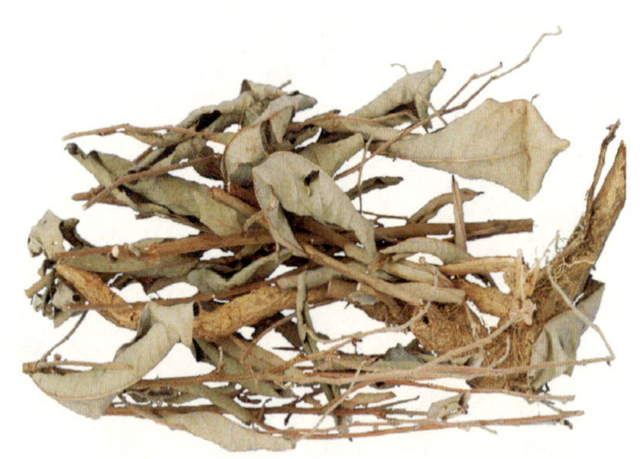

算盘子药材图

# 第十一章　专科用药

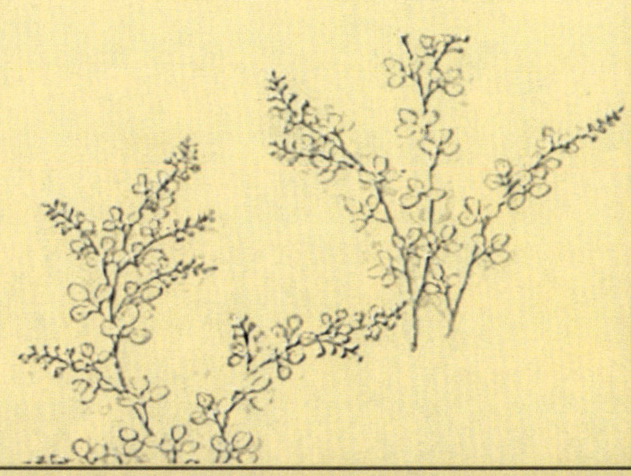

## 大驳骨

【壮　　名】Gobogndok

【别　　名】鸭嘴花，大驳骨丹，大接骨，大骨节草，大骨风，接骨木。

【来　　源】为爵床科植物鸭嘴花 *Adhatoda vasica* Nees 的茎叶。

【植物形态】灌木。枝圆柱形，幼枝密生灰白色柔毛，有特殊臭气。叶对生，叶片纸质，卵形或椭圆状卵形至披针形，长 15～20 cm，宽 4.5～7.5 cm，先端渐尖，有时稍呈尾状，基部阔楔形，全缘。穗状花序；苞片卵形或宽卵形（第 216 页上图①），小苞片披针形；花萼 5 裂；花冠白色而有紫色条纹（第 216 页上图②），被柔毛，具卵形短管，管中部膨胀，两端收狭，喉部的下侧扩大，冠檐二唇形，上唇直立，拱形，先端浅 2 裂（第 216 页上图③），下唇伸展，先端 3 裂（第 216 页上图④）；雄蕊 2 枚；子房每室有胚珠 2 个。蒴果近木质。

【分　　布】广西各地均有栽培。

【采集加工】全年均可采，切段，晒干或鲜用。

【功效主治】通龙路，止痛，止血，驳骨。主治瘀血肿痛、风湿痹痛、腰痛、月经过多、崩漏、筋伤、骨折、扭伤。

【用法用量】内服：煎汤，10～30 g，或浸酒。外用：鲜品适量，捣敷，或研末调敷，或煎水洗。

【方　　例】1. 风湿痹痛、风湿骨痛：大驳骨30 g，水煎服；煎渣外洗。

2. 跌打损伤：大驳骨适量，捣烂用酒炒热，敷患处。

3. 筋伤骨折：大驳骨、小驳骨、蚂蟥（焙干）各适量，研末，酒调敷。

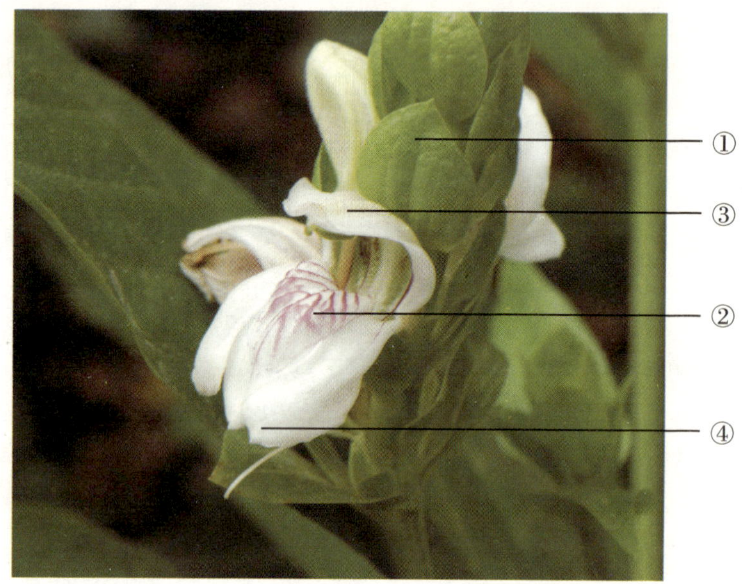


大驳骨原植物图

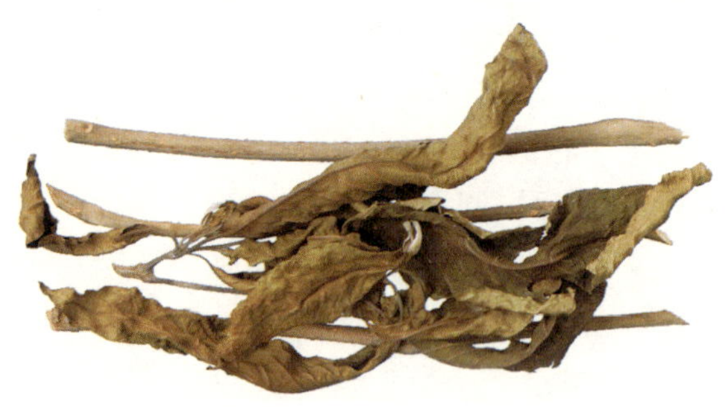

大驳骨药材图

## 马缨丹

【壮　　名】Gomeizhajsaek

【别　　名】五色梅，龙船花，臭冷风，五色花，五雷箭，穿墙风。

【来　　源】为马鞭草科植物马缨丹 *Lantana camara* L. 的枝叶。

【植物形态】灌木。植株有臭味。茎、枝均呈四方形，有糙毛，常有下弯的钩刺或无刺。单叶对生，叶片卵形至卵状长圆形（第 218 页上图①），长 3～9 cm，宽 1.5～5 cm，基部楔形或心形，边缘有钝齿，先端渐尖或急尖，表面有粗糙的皱纹或短柔毛，背面具小刚毛。头状花序腋生（第 218 页上图②）；花萼筒状，先端有极短的齿；花冠黄色、橙黄色、粉红色至深红色（第 218 页上图③）；雄蕊 4 枚，内藏。果实圆球形，成熟时紫黑色。

【分　　布】广西主要分布于环江、百色、南宁、宁明、龙州、贵港、苍梧、昭平。

【采集加工】春、夏季采收，鲜用或晒干。

【功效主治】有毒。清热毒，止血。主治咯血、腹痛、呕吐、泄泻、湿疹、阴痒。

【用法用量】内服：煎汤，15～30 g，或研末，3～5 g。外用：鲜品适量，捣敷。

【方　　例】1. 痧病：马缨丹30 g，水煎服。

2. 咽痛：马缨丹30 g，水煎服。

3. 痈疮：鲜马缨丹嫩枝叶，捣烂加红糖调敷患处。

4. 湿疹：鲜马缨丹枝叶适量，水煎外洗。

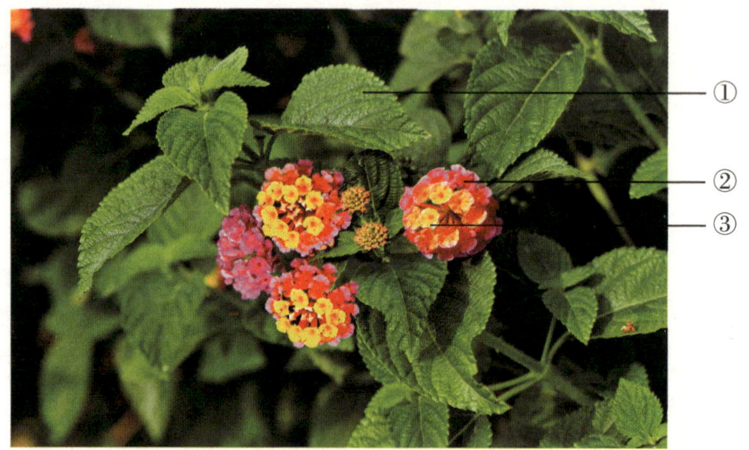


马缨丹原植物图

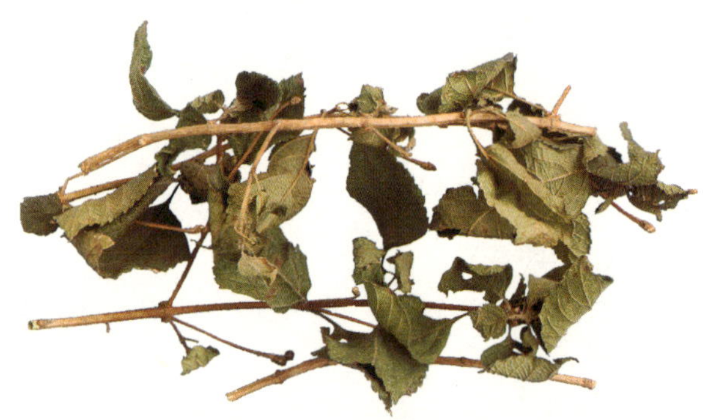

马缨丹药材图

# 毛排钱树

【壮　　名】Daebgvwn

【别　　名】排钱草，叠钱草，麒麟片。

【来　　源】为豆科植物毛排钱草 *Phyllodium elegans* (Lour.) Desv. 的全草。

【植物形态】亚灌木。茎和枝均密被黄色茸毛。托叶 1 对，卵状披针形；三出复叶，叶片厚革质，披针形或长圆形，顶端小叶较大（第 220 页上图①），长 7～10 cm，宽 3～5 cm，先端圆钝或微凹，基部楔形或近圆形，边缘浅波状，两面均被茸毛，下面尤密，侧生小叶较小。圆锥花序顶生，由多数伞形花序组成，叶状苞片圆形（第 220 页上图②），伞形花序隐藏于内；花萼筒状，被短柔毛，萼 5 齿裂，外侧 2 齿裂愈合为一；花冠白色；雄蕊 10 枚，二体；子房线形，密被绢状毛。荚果通常 3 节，密被银灰色茸毛。（第 220 页上图③）

【分　　布】广西主要分布于南宁、博白、贵港、北流、陆川、岑溪、金秀。

【采集加工】全年可采挖，洗净，切段，晒干。

【功效主治】清热毒，除湿毒，调龙路，止血，消肿。主治肝炎、跌打损伤、衄血、咳血、痢疾、小儿疳积、消渴、乳痈、瘰疬。

【用法用量】内服：煎汤，15～30 g。外用：鲜品适量，捣敷，或浸酒外擦。

【方　　例】1. 急性肝炎：毛排钱树根皮30 g，茵陈、积雪草、车前草各15 g，甘草5 g，水煎当茶饮。

2. 慢性肝炎：毛排钱树根皮、白脊叶根各25 g，白毛鸡矢藤30 g，簕梲根12 g，姜黄5 g，水煎服。

3. 风湿痹痛、跌打损伤：毛排钱树根 200 g，浸酒 1500 mL，每次服 15～20 mL，并外擦痛处。

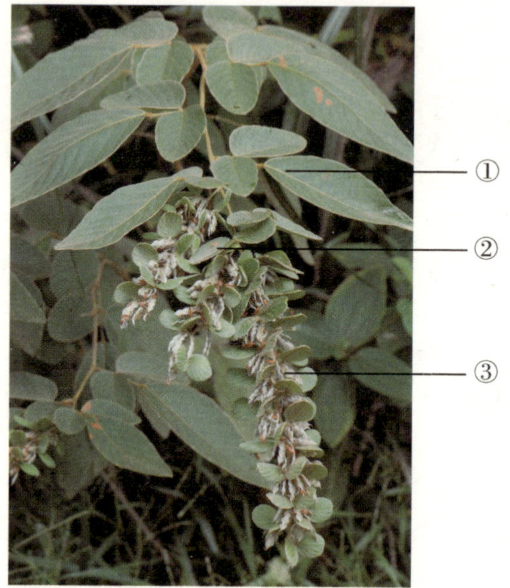


毛排钱树原植物图

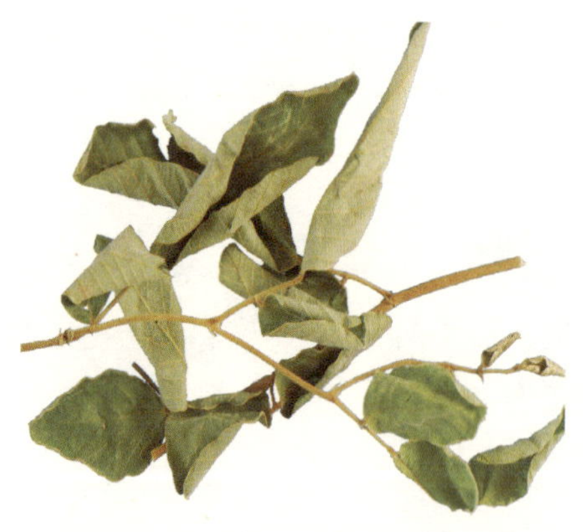

毛排钱树药材图

## 山菅兰

【壮　　名】Gosuenqmbwn

【别　　名】天蒜，山猫儿，桔梗兰，假射干，蛇王修。

【来　　源】为百合科植物山菅兰 *Dianella ensifolia* (L.) Redouté. 的根茎及根。

【植物形态】草本。具根茎。叶二列状排列，条状披针形（第 222 页上图①），长30 cm以上，宽 1.2～3 cm，基部鞘状套折（第 222 页上图②），先端长渐尖，边缘和沿叶青中脉具细锐齿。总状花序组成顶生圆锥花序；花冠淡黄色、绿白色至淡紫色（第 222 页上图③）；具长短不一的花梗；花被 6 片，长圆状披针形；雄蕊 6 枚，花丝极厚，花药线形，暗棕色；子房近圆形，花柱线状，柱头部有明显的 3 裂。浆果卵圆形，蓝紫色，光滑。（第 222 页上图④）

【分　　布】广西主要分布于南宁、上思、龙州、靖西、隆林、凌云、乐业、东兰、来宾、平南、博白。

【采集加工】全年均可采收，洗净，晒干或鲜用。

【功效主治】有大毒。清热毒，通龙路，拔毒消肿，止痛，杀虫。主治跌打损伤、瘰疬、痈疮。

【用法用量】外用：适量，捣敷或研粉后用醋调敷。

【方　　例】1. 风湿痹痛：山菅兰鲜全草适量，水煎熏洗患处。

2. 疮癣：山菅兰鲜根适量，捣烂调醋外搽患处。

3. 痈疮：山菅兰适量，捣烂敷患处。

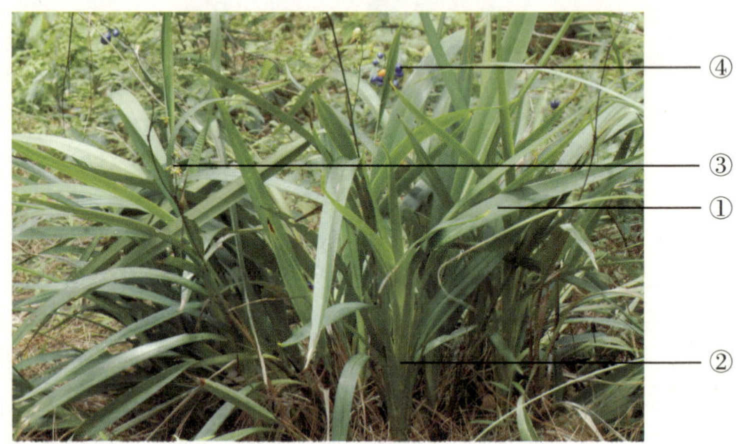


山菅兰原植物图

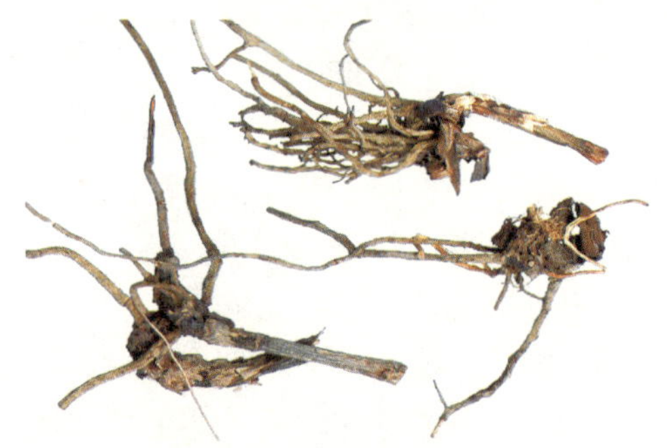

山菅兰药材图

**图书在版编目(CIP)数据**

常用壮药100种/钟鸣，韦松基主编．—南宁：广西民族出版社，2013.4
ISBN 978－7－5363－6556－8

Ⅰ.①常… Ⅱ.①钟… ②韦… Ⅲ.①壮族—民族医学—中药材 Ⅳ.①R291.8

中国版本图书馆CIP数据核字（2013）第050687号

中国壮医药丛书

# 常用 壮药100种

Changyong Zhuangyao Zhong

主　　编：钟　鸣　韦松基
策划组稿：韦启福
责任编辑：卢芳芳
装帧设计：李良华
责任印制：刘文峰
出版发行：广西民族出版社
地址：广西南宁市青秀区桂春路3号　邮编：530028
电话：0771—5523243　传真：0771—5523225
制版印刷：广西地质印刷厂印刷
规　　格：890毫米×1240毫米　1/32
印　　张：7.375
字　　数：180千字
版　　次：2013年4月第1版
印　　次：2015年1月第2次印刷
书　　号：ISBN 978－7－5363－6556－8/R·239
定　　价：37.00元

※版权所有·侵权必究※
如发现印装问题，影响阅读，请与出版社联系调换。　电话：(0771) 5523218